與癌共舞

國際傑出癌症醫師閻雲，
為你解答重病背後的生命詰問；
一本統合心理健康、
生理治療與照護關係的療癒醫學筆記

閻雲・著

目次

【自序】醫病關係中人與人之間的互動——014

來得及用愛說再見／鄭穎——007

CH1 每天都是情人節——023
延伸QA——038

CH2 那些身體想要告訴我們的事——045
延伸QA——057

CH3 在「怎麼會是我」的震驚之後 — 063
延伸QA — 076

CH4 建立在體貼與關照之上：癌症與飲食 — 081
延伸QA — 093

CH5 打開家族的黑盒子：癌症與遺傳 — 101
延伸QA — 115

CH6 舒適治療的慰藉：中醫與安寧 — 121
延伸QA — 132

CH8 時間是治療的最重要條件：生物醫學與癌症 ─ 165

延伸QA ─ 178

CH7 告知、告訴與告白 ─ 139

延伸QA ─ 158

來得及用愛說再見

◎鄭穎

他是我所僅見重視人文素養高於專業的一位校長。

他是我所僅見不只看重病體，還重視醫心的一位腫瘤專家。

二〇二四年，是難以言喻的一年。原以為三年新冠疫情之後，解封與回春，會如生態影片演示、惠風和暢吹拂過整過世界。然而，「無常」竟在此時悄然無聲接近。先是從小至親的表妹，因子宮內膜增生，受醫師力勸，進行子宮鏡手術，卻遭醫師不慎刺穿子宮與右側髂動脈，引起腹腔大量出血，生命戛然

停止。只餘下原本期待隔日全家露營的丈夫、稚子，以及無盡的憤怒悲痛，這便是媒體喧騰一時的禾馨波波醫師執刀事故。

身為家族同輩最年長的女性，我的大姊從急救、遺體安置到後續處理，事事參與，那期間她總趁夜安靜，獨自一人在臥室不斷折著靈堂急用的紙蓮花。不料，幾個月後，換成大姊倒下。原以為是背部拉傷造成疼痛，但急遽下降的體重亦著實怪異，連慣常推拿的中醫都警告需要病理檢查。

我永遠記得閻雲校長迅速回覆的幾個字：「我擔心是膽管癌，但我希望不是。」癌化指數與腹部超音波出來的那天，我顧不上閻校長已經卸任、顧不上害羞內向。我只知道，閻校長是海內外最知名的腫瘤專家，我只知道他可以為了慈濟的骨髓

來得及用愛說再見

移植庫,來回奔波臺美之間,我知道他可以救姊姊的命。我寫信告訴他:「超音波顯示肝臟有多處大大小小的黑點,懷疑是它處來的。」僅此寥寥數字。接下來的一切,都如同閻校長的預示:膽管癌末期、已擴延至肝臟,最大的腫瘤已有九公分。寫下字句的此時,往事歷歷如刀鐫刻,還好有閻校長視病如己、不離不棄地幫助,從推薦最專業的團隊、醫師,到解惑。

他說:「你知道,腫瘤細胞在人類身體裡有多麼難存活嗎?血液的壓力是多麼堅不可破嗎?但是,只要你的免疫力下降,腫瘤細胞可以迅速成長到致命程度⋯⋯」

我問:「都說是糖分導致癌症?」他回答:「如此說來,是

否糖尿病患者都會變成癌症患者?」

我問:「是否要吃素?或生機飲食?」他回答:「素食的來源是否就安全無疑?我們的身體需要的是均衡飲食。」

就這樣,從網路論點到醫療決斷,閻校長在百忙中,短而堅毅的一句話便戳破一個迷思。甚至在某次訪談後,我向他述及姊姊近日嗎啡使用的狀態;他頓了幾秒,緩緩說道:「要開始讓父母親知道來日無多,要開始注意姊姊的呼吸樣態,如果血壓持續下降,一分鐘裡面呼吸只有五次,甚至於不規則了,從咻咻聲,到微弱呼呼,你知道時間差不多了,會越來越短,中間間隔拉越長了。」兩天後的夜裡,我便是依循著這個預示,懷中抱著像

孩童的姊姊，口裡唸著《心經》，眼睛不離開她的呼吸起伏，越來越短，間隔越來越長，最後像餘暉隱入平原，終歸於平靜。

我幾乎是請求著閻校長：一定要寫下這一本書。我們一家何其幸運，在陪伴大姊生命最後的九個月，有他陪伴。如果能有這本書，便會有更多人受惠，便能定住更多惶惶不安的心靈。不只是搶救生命，還有閻校長口中屢屢提及的：一個病者就是一個家庭的痛。知道罹癌，如何告知：醫師如何告訴病者？罹病的「我」，如何告訴至親伴侶、父母、子女；我們如何告訴雖老邁罹病，卻生機勃勃的父母。又，看起來是疾病，但它像一面鏡子，讓你必須回溯你的生命狀態。看起來是對抗疾病，但閻校長反覆談到的，卻是「放下」：放下對自己身體的傷害，對心裡的

傷害。因此，不管罹病與否，都要細微察覺自己的身體變化，更要正視我們的身體正急切想要告訴我們的訊息。閻校長告訴我們：絕對有機會用均衡飲食、正向思維、持續運動，將腫瘤細胞永遠禁錮絕緣，「與癌共舞」，是面對癌症的新思維。

每一個頃刻，回想起表妹無辜慌促地橫死於手術臺上，我便無比感激我的大姊，多給了我們九個月，讓我們來得及擁抱，來得及逗她笑樂，來得及與她細談童年往事，來得及因照護而觸摸她的每一吋皮膚……來得及用愛與她告別。

猶記得閻雲校長在北醫時，為了豐富滋潤醫學大學師生的文學藝術養分，我們成為繼臺大清大政大後，唯一擁有人文藝

術中心的大學；至今為止，更是國內唯一一所與故宮簽訂合作備忘錄的大學。他也是我所遇過唯一一位陪伴學生全程參與故宮參訪課程的校長，這麼多年過去，一如既往，一本初心。感謝北醫附醫施俊明院長團隊、消化內科陳文昭醫師、血液腫瘤科陳盛鈺主任，以及安寧病房的小天使們。在多是憂苦的醫病關係中，我記得的是姊姊每見到你們，從心底綻放出的笑顏，足見她感到何等信任、溫柔與溫暖了。

小病醫身，大病醫心。謝謝閻校長的書，我知道，這是一本每個人都需握讀在手的病之書、心之書，藉以得生的書。

鄭穎，臺北醫學大學通識教育學院專任教授、前人文藝術中心主任。

【自序】醫病關係中人與人之間的互動

不只一次，我問自己：有需要出版這樣一本書嗎？在癌症醫療現場數十年，看過無數歡喜悲傷，我想要說什麼？

只需檢索，我們可以輕易找到許多醫學相關的書籍，尤其癌症相關的書更是種類繁多：許多專家提出各類癌症診斷、治療、預後等建議，而病人及病友們也會透過書籍或個人經驗分享他們的抗癌歷程。報章雜誌上亦常見病人及家屬對醫療體系

的建言，內容不乏個人寶貴的經歷。

然而，這本書不同，我想握住每一位正罹癌、正陪伴至親相愛之人的手，訴說的話語，遠遠超過疾病本身。

這不完全是一本醫學書籍，也不僅僅討論診斷、治療或病人的心路歷程。我更想探討的，是醫病關係中「人」與「人」之間的互動──不僅是醫者與病人，還包括醫者與病人家屬、病人與家屬，甚至是病人周遭的親人與朋友們。此些互動，有的源於心理上的關懷，有的基於個人對疾病的理解；有些意見可能過於主觀，甚至難以執行，或因為過度的愛而無法施行。

我從經歷過的病患汲取例子，希望透過真實的情境，能更清楚

地描繪這些人際間的關係與疾病挑戰,如何提供了值得省思的觀察。

關於家庭與愛

在〈每天都是情人節〉中,我想告訴讀者,即便現今的離婚率已高達百分之五十,但真愛依舊存在。相依相守的夫妻,是家庭最穩固的支柱,也是社會穩定的基石。每一個健全的家庭,就如同健康的細胞,影響著整體社會的健全發展。和諧與相愛的夫妻關係,正是家庭穩定的關鍵。愛的存款是雙向的,只有彼此投入,才能支撐長久的關係。我書中寫到一位著名教授,為了照顧罹病的妻子,毅然決然地提早結束學術生涯,每天親自開車載她往返醫院。他的妻子感動地說:「我們不需要

情人節，因為我每天都在過著情人節。」當然，並非所有的家庭關係都如此美好。病人臨終時，因財產分配問題而爭執的家屬不在少數，甚至兄弟姊妹間大打出手。遠在國外的家人回國後，對長年於病床前照顧老父母的家屬指責不休，卻未能體會他們多年來付出的辛勞與深刻的筋疲力竭。如此故事層出不窮，許多家庭依靠外籍看護支撐孝道，而遠方的家人卻無法理解照顧者自身的困境。

中外醫療體系的差異

臺灣的醫療環境相對他國實屬優越，且有許多資源助力可尋，然而，長期照護高齡父母與親友依舊覺得不易。但相較國外，醫療資源的可及性極為困難，許多病人需要驅車一小時才

能就診,甚至必須住在醫學中心附近的旅館,以便隔日掛號。如若於國外手術,住院僅能三日甚至更短,之後便需返家,或至旅館休養,定期回診。醫療資源的不同,導致海內外子女對於照顧父母的觀念存在極大落差,這也是許多家庭衝突的根源之一。本書希望能藉由這些故事,讓大家對於時間與空間的差距有更開闊的理解,也能彼此體諒。

父母與子女的微妙關係

除卻夫妻關係,父子、母女間的關係也值得深思。尤其傳統華人社會中,父權觀念根深蒂固,嚴父形象普遍存在,子女於成長過程中往往畏懼父親的威嚴。特別是長子,承受著來自父母的高度期望,不僅要獲得認可,還需光宗耀祖;長女則常

醫病關係中人與人之間的互動　【自序】

被賦予照顧家人的責任，當母親生病時，她幾乎成了母親的替身。種種家族關係的壓力，經常於病床前爆發。癌症病患或臨終患者的家庭，情緒往往被激化，愛與衝突交織，讓所有人的心靈經歷極大考驗。這些複雜的情感關係，亦是本書希望探討的核心之一。

醫療的選擇與心理影響

癌症治療過程中，最困難的，莫過於「告知」了。無論對於病人或家屬，癌症診斷的消息總讓人震驚。從震驚到否認，進而憤怒乃至接受，這是心理層面必經的歷程。對醫師而言，如何適當地告知，考驗著專業與同理心。不同的病人需要不同的溝通方式，或直接、或間接，甚至需要家屬的協助，分階段

地讓病人接受。此外，經濟因素也是病人與家屬需面對的壓力之一。雖然臺灣有健保制度，但並非所有的治療都在給付範圍內，昂貴的標靶治療或基因檢測，對許多家庭而言仍是沉重負擔。

心理健康亦是癌症治療中不可忽視的一環。焦慮、失眠、情緒起伏，這些心理狀況不僅影響病人，甚至影響治療效果。因此，許多國際醫學中心已將心理治療納入癌症照護的一部分，透過心理諮商、音樂療法、宗教信仰等方式，提供病人心靈的支撐。

最後，這本書的完成也要謝謝我的妻子郭永蒨，她在我的

行醫之路始終不離不棄地陪伴著我,也要謝謝我的病人以及他/她們家屬,在抗癌過程中對我的信任。我由衷感謝鄭穎教授的鼓勵並希盼這本書不僅是醫療議題的討論,更是一場關於人性、關懷與愛的對話。醫者、病人、家屬,乃至於所有參與醫療過程的工作者,皆能以真誠的心相待,彼此理解與扶持,才能真正面對疾病,攜手同行。

抗癌之路,不是個人的戰役,而是所有人共同的挑戰。願我們在理解與關懷中,找到愛的力量,並以此為基石,創造更溫暖的人生旅程。

CH1

每天都是情人節

我想為這個故事，寫下一個題目：「每天都是情人節」。

這是一位年少時跟著鑽探海上石油的工程師父親，在汶萊長大的女性。她天生非常有國際觀，活潑、熱愛運動，或也可以簡述：婚姻生活美滿，先生全力衝刺事業，他們有兒有女，非常幸福。當她六十歲左右，右側乳房發現異狀，由於是早期發現，手術即可。大約一年之後，左側又發現了比較激烈的癌細胞，於是開始常規的化學治療。且由於她的腫瘤檢測出 HER2 gene positive（惡性程度高的乳癌基因陽性），因此，也投以藥物 Herceptin（賀癌平，一種標靶單株抗體）。治療之初效果很好，然而，不過一年，又再復發了。這次復發，便發現腫瘤指數不僅增加，更轉移至骨頭，只得接受局部放射治療。

每天都是情人節　CH1

如此起起伏伏長達四年的時間，基本上所有一般人了解的、想得到的治療都做過了。但是，就在局部放射治療之後，腫瘤仍是轉移至腦部，此外轉移至骨頭的癌細胞，也影響她的行走，有時需要輪椅或枴杖，開車也成為困難的事。就在此時，與她年紀相仿，事業仍在巔峰的先生，做了一個重大的決定。有一天，先生回到家時告訴太太：「我要退休了！」太太不相信，因為她的先生是一個工作狂，一生忙忙碌碌只專注在工作上，這樣的人，怎麼可能此刻退休、閒在家中？

先生再次告訴她：「不，從此刻起，我的職業只有一個了，就是照顧妳。」於是，從這一天開始，每次她去就醫、放射治

療，都是先生開車，門診結束，她的先生便會帶著她，倘若她的身體狀況尚可，他會尋覓一間頗佳的餐館一起用餐。若她的胃口不佳、沒有食欲，他會準備一些可以刺激食欲的食物，比如帶有香氣的、微帶些醋味的⋯⋯但是，又不能太過刺激，因為太酸的食物，會使她的口腔黏膜酸痛，口腔過於乾燥苦澀，則需要濕潤且緩慢地用餐。先生便很有耐心地陪伴她，兩人慢慢地吃一頓很長的中餐，然後帶她回家。當她倦了累了睡覺了，他再去做自己一樣熱愛的工作，將專業文章慢慢整理、慢慢發表，其中有許多發表在非常好的期刊，他一點也沒有放棄或閒置了。

前不久，情人節將至，我們兩家人約定共度晚餐。聊著聊

著，大家笑問：「今天是情人節，Matt（先生名）有沒有對妳表示什麼呢？」太太說：「不需要表示了！我現在太快樂了，每天都是情人節！誰會天天開車送我去醫院呢？有誰會天天請我吃飯？所以，對我來說天天都是情人節。」

這對夫妻讓我感動的是，當丈夫意識到妻子所剩時間未必太多時，他決定要把自己的時間留下來，陪伴她。放棄美國教授的終身職，早晨起來，他們一起去爬山，當妻子的行動力越來越不靈敏時，他扶著她走。身為病患，有數之不盡的各種醫療，今日驗血，明日注射，後天要放射治療等。先生就是開車帶著她、陪伴著她。

現今社會中，我們可能更慣常聽到這個離婚、那個家庭破裂。然而，在醫療現場，真實人生，美好的事情仍每天發生。

另一位是本身非常有能力、很有成就的老太太，患病時，已經九十四歲了。由於她的 Lung cancer（肺癌）是非小細胞肺腺癌，一開始可以手術切除，非常順利。但是很不幸地，約也是過了一年多吧，追蹤掃描時，便發現從前切除處有黑點，甚至於淋巴結處，發現陽性反應，顯然已經變成比較 aggressive 凶猛、具侵略性的腫瘤了。非常幸運地，透過基因配對檢測出，有相應的標靶藥物可以使用。當她接受治療後，針對抑制腫瘤細胞，效果的確很好；可是她也出現關節痛、皮膚乾燥等標靶常見的副作用。

過程中,她也十分忍耐,但是情況越來越辛苦時,我問她:「需要找人照顧妳麼?」她說:「不要,因為我還要照顧我家的先生。」原來,這位九十四歲的老太太,還要照顧九十九歲的先生。她斬釘截鐵地說:「我絕對不能死在他的前面,他有一身的慢性病,糖尿、高血壓、心臟衰竭,還要帶著尿袋、導管,這些都需要常常更換⋯⋯這些我都學會了,我都可以幫他;他不喜歡別人碰他,只有我可以照顧他。」我又問她:「那麼,妳的疼痛,怎麼辦呢?」她說:「那有什麼?我先生叫得比我凶,我都忘了我的痛了。」

你看,年齡本身其實是相對的,九十四歲,我們覺得已經

很高齡,但是她還強烈希望照顧先生,這當中沒有任何怨懟與牢騷。對她而言,必須活!她活下來的意義,早已不僅僅為了Anti-cancer(抗癌)。她活下來的意義是「我要照顧他」。

接下來,也是一位女性的故事。她是我在耶魯大學的祕書,當年自由自在,標榜自己不需婚姻,也不會結婚。但有一天,我聽到消息,說她要結婚了;並且,對象是我們曾經治療過的病患的先生。原來,在病患逝世之後,這位先生前來感謝醫院的多方照顧,祕書不斷安慰他,並且後續開始通信,竟使他們有了共度餘生的念頭。那時,男方六十歲,這位號稱終生不婚的女性四十五歲。

再聽到他們的消息時，祕書已經將近八十歲了，先生九十五歲。由於先生退休於某家經營十分成功的企業，能終其一生享有非常寬渥的待遇，然而，因為二婚的緣故，在老先生需要耗費龐大醫藥費的情況時，前妻的幾位子女，也開始出現不同的聲音。他罹患的是前列腺癌，許多前列腺癌經過治療便可痊癒。但是他反覆復發，藥效亦不見明顯，於是疼痛不斷，更兼要穿尿布，也需要放射治療等等。這樣的狀況一直持續，時好時壞，時壞時好，平素就是妻子一人照顧他。但是，即使是他這般經濟寬裕的處境，醫療時間一旦拖長了，保險金無法支付時，只能動用自己的存款。此時，爭端便出現。他的子女冷言冷語地說：「你要把這些錢花完了，你也救不了你的命，又何必呢？你都已經九十五了，對不對？放棄治療吧。放棄治療

吧，這樣子不是大家都好嗎？」並且說：「繼母照顧你延續生命，是讓你痛苦，只是為了顯示她自己的身分。」

如此一來，象徵平安喜樂的「聖誕節」，變成一個令她恐懼的節日。倘若邀請孩子們一起過節，便會爭吵不休，倘不邀請，像剝奪了他們相聚的時光！

某一年，也是靠近聖誕節時，我的祕書發現她腳上有一個黑痣。通常，位在腳底下的一些黑痣，一開始沒事，後來若有出血，又疼痛，甚至變大，大概就知道不妙了。因為她畢竟在醫療單位做事，熟悉狀況。就醫檢查後發現：是一個黑色素細胞瘤，而此類腫瘤越偏周邊越要盡速手術，它才不會轉移他

每天都是情人節　CH1

處。倘若再晚處理,接著就可能是淋巴結,那便進入晚期了,所以她接受了部分 amputation(截肢)手術。她十分努力復健,這期間,她亦未停止照顧先生。她說:「我一定要讓他的兒女知道,我是真心照顧他,我們是有真愛的。」

身為病患,也身為照顧者,需要非常大的勇氣與毅力。我們站立與行走,所依靠的正是腳拇趾的平衡。但是她的黑色素瘤正長在腳拇趾下,因此,她被切除的就是一個腳拇趾、一個腳趾,還有一部分的腳,走路需重新訓練。但她如此堅強,她說:「我一定要站起來。我一定要繼續,我要證明給他的孩子看。我不是為了他的錢。」她不只是他的妻子,還是他的護士。她說:「我現在是 nurse but not purse。」〔美國諺語,指她

不是為了他的錢包（purse），而是提供服務的護理師（nurse）。

由此，我也回憶起另一個真實的故事。

這位病患，現在已經五十歲了。他出生後不到一歲時便得了血癌。當時他們住在紐約，他的母親帶他去了田納西的 St. Jude Children's Hospital。這是研究兒童疾病的專門醫院，主要治療與研究兒童重大疾病，特別是白血病和其他癌症。因為那裡是治療小兒血癌非常好的地方，母親帶著他在那裡住了整整一年，照顧他，陪伴他。後來他的血癌便治癒了，終生，直到現在都沒有復發過。但是，成長過程當中，他對自己的身體一直不太有信心，他容易疲倦，也比一般人容易貧血，甚至多

病。平常的我們，說一句「多病」，簡單得很，然而，對母親而言，他的每一次感冒、發燒，都是視如一級戰區來處理。因為她心中永遠擔心的都是：他的血癌會不會回來。

這位病患有一個哥哥，哥哥大他三歲。他的哥哥就經常感到不平；因為，他小的時候哥哥年紀亦不大，但是媽媽總用全部的精神力氣照顧弟弟，所以哥哥與他的感情便不好。一直到年紀較大以後，才算比較可以諒解。但是兄弟之間一直存在隔閡，尤其，哥哥身體非常強壯，如運動員那樣子的體魄；弟弟卻經常是站在運動場外面，沒有辦法參與任何的球賽，只能看著哥哥，為哥哥加油。而他的媽媽卻總是經常問他：「你今天覺得怎麼樣？」這樣子到了他五十歲。他的媽媽也在此時罹患

了失智症，一開始是偶爾忘了他的名字，漸漸地，開始認不出他，甚至叫錯。他的哥哥就告訴他：「你看，她再怎麼樣叫錯名字，卻連叫我的名字都沒有。」這個衝突就這樣持續著。母親後來不僅是失智，並且會失蹤不見。曾經有過兩次失蹤的經歷，所幸都找回來了。家人於是決定將她送往護理之家。他每天下班以後一定去看她，陪伴媽媽直到護理之家關門為止。

他終生未婚，因為他不敢結婚。第一個他可能不能生育，這是很常見的，特別是早年血癌的治療，大部分都會遺留不孕的後遺症，今日醫療當然大不相同了，也許會透過凍卵預先防範。但他因為幼時血癌的經歷，終生沒有想過結婚，也沒有交過女朋友，就如此全心照顧母親的晚年。他的母親今天仍安

每天都是情人節　CH1

在,他也還在。有時候,護理之家的護理師會問他:「她為什麼一直在說田納西的事,你們是田納西人嗎?」他的媽媽越來越失智了,但是當腦子越是退化以後,記得的卻是越早的事情。他告訴護理師,母親曾帶著罹患血癌的他,在田納西住了一整年,她雖然退化了,卻仍記得田納西……

這裡所記下的、描述的,每一個都是活著的人,真實的人生。癌症的宣告每每如似天崩地裂,然而,山河震動之後,仍可以選擇不同的態度與重新生活的方式。

延伸QA

Q：醫師如何看待「久病床前無孝子、無伴侶」的狀態？照護的艱難真的會磨損掉感情嗎？該怎麼預防？對於得知家人罹癌，即將成為照護者的人，需要做好怎樣的心理建設？

在面對家人罹癌時，照護者往往被推向一個全新的角色。許多人耳熟能詳的「久病床前無孝子、無伴侶」說法，似乎預示了疾病會消磨掉感情，但事實真是如此嗎？其實，疾病並非單純的破壞者，它更像是一個介入關係的小三，迫使雙方重新檢視愛與責任的

本質。

我希望大家能夠理解,照護,不只是「幫助」的關係。

多數照護者在一開始,會抱持「我是來幫助你」的心態。然而這樣的想法其實是錯誤的。疾病並非單方面的挑戰,而是雙方共同面對的課題。更值得反思的是,照護者未必比病人更健康。事實上,每個人都可能擁有尚未被察覺的健康隱憂,尤其我們每個人此時此刻都有癌細胞,只是免疫力幫助了我們。因此,照護並非「強者對弱者」的施與受,而是一場平等的學

習與共生。

所以我們必須重新理解「照顧」的本質。

照護不只是幫助他人，更是預演自己面對疾病的過程。許多人在健康狀態下，對於重大疾病的理解僅止於感冒或牙痛，無法想像病痛至深、需依賴嗎啡止痛的絕境。而當照護者與疾病近距離接觸時，才真正學會如何面對未來的自己。

正因如此，我認為照護者的心理建設極為重要——不將自己視為犧牲奉獻的「英雄」，而是學習如何在

過程中與自我和解,並獲得成長。當你明白這不只是為他人付出,而是修行自己,心境便不再是疲憊與無奈,而是成熟與理解。

因此當照護者面對「放棄」的念頭,是正常卻也是不可逃避的狀態。長期的照護過程中,難免會有疲憊與放棄的念頭,這並非不孝或不愛,而是人性使然。最重要的是不要讓這些情緒演變成逃避,因為逃避往往會帶來深深的遺憾。照護的機會只有一次,若未能把握好,未來可能無法原諒自己。

當放棄的念頭浮現時,照護者應積極尋求幫助。網

路資源、書籍、病友團體，甚至專業的喘息服務，都是重要的支持系統。喘息治療不只是休息，而是讓照護者重新獲得心理韌性，從而能夠更好地面對挑戰。

我覺得成熟的照護者與病患之間的關係，是能夠互相理解與成全。記得一個感人案例：一對面臨癌症的老夫妻，太太時常在陪伴先生就醫後，還要匆忙趕往會議。令人驚訝的是，這位先生總是鼓勵太太：「病是我的病，生活是你的生活。」而太太也明白：「我必須先照顧好自己，才能照顧他。」這種互相理解的成熟關係，不是因疾病而生，而是在與疾病共處的過程中被淬鍊出來的。

照護的過程，遠比我們想像的複雜，也比我們預期的更具啟發性。它不只是付出與承擔，更是一場自我成長與成熟的旅程。當我們不再將自己視為「施者」，也不將病人視為「受者」，而是攜手同行的伙伴，愛便在這樣的歷練中變得更加堅實，也更加純粹。

愛，是在照護中療癒彼此。最終，疾病未必會摧毀感情，反而可能讓彼此更懂得珍惜。照護，正是愛與理解的雙向修行，在這條路上，照護者與被照護者，都有機會成為更好的人。

CH2

那些身體想要告訴我們的事

我們每一次耙梳腫瘤病症，就像一次又一次回到同心圓的中心，叩問自己的心，與我們如何對待自己的身體。那麼，有沒有一些症狀，是我們的身體正在急切地想告訴我們的事呢？顯然有的。

比如體重減輕。體重減輕是容易觀察的身體徵兆，但它可能與許多病症有關，一是類風濕性疾病，因為身體正在發炎，因此出現體重減輕的情形。體重減輕與我們的生活形態，特別是焦慮、睡眠失調等等也有直接的關係。所以我們很難直接認定體重減輕必是癌症。然而，不能忽略，就必然要關心，需要進入體檢程序，探詢是否與癌症有關。

那些身體想要告訴我們的事　　CH2

又例如，異常的流血！舉例來說，牙齦出血、刷牙經常流血，可能是牙周病。但是，經常性地牙齦出血，可能因為血小板不足，而血小板不足卻常常是血癌的前期表現。再者，皮膚顏色的異常變化，好比說一般腋下皮膚原本就會深沉一些，但它突然變得很黑，這時，需要非常小心，需要注意並檢查是否有內臟器官的腫瘤，像肝癌、胰臟癌等。有時，皮膚上出現一些異常的斑點，像是許多小小的紅點，兩隻腳都有，就必須注意可能是血癌的前期。

也有些徵兆是夜間睡覺突然發生盜汗，可能會與淋巴癌相關。假如病人提及，他們的脖子淋巴結腫大，臨床常常會問的第一個問題就是你發燒嗎？你晚上盜汗嗎？你有這些症狀嗎？

有的病人會覺得你這個問題有點奇怪，然而，殊不知其間關聯極大。有些人會不明原因地出現眼皮下垂，這通常是肌無力，但也可能是癌症所致。有某些癌症便會造成肌無力，特別是肺癌，它會使得嘴巴流口水，眼皮垂下，看起來似如中風。這樣的情況發生，一般肯定會前往就醫，便能找出原因。但有時症狀改變並不明顯，我們不容易發現，容易失去察覺它的時機。

舉例：如果耳朵聽力突然間改變，第一個要考慮的是鼻咽癌的可能。因為鼻咽是很小的一個小區域，一塞住以後，聽力便會受阻。同樣地，倘若癌細胞往上一頂，視神經就出現問題了，有時，突然一晃眼，又好起來，便容易被忽略。鼻咽癌早期正有眼睛看不清楚、耳朵聽不清楚的症狀，卻經常會被忽

略。同樣地，消化系統也常常會有異常的症狀。比如：口氣味道變得非常不好、時時感覺到腹部脹脹地，不舒服；必須小心食道癌、胃癌，由於阻塞，會出現頻頻打嗝的狀況。

我有一位六十多歲的患者，懷疑自己有心臟病，因為他覺得胸悶，然而，心臟檢查沒有任何異常，大家都認為他只是神經衰弱。有一天晚上，他於家中睡覺時，忽然喘不過氣來，又進了急診室。剛好一位急診醫生發覺到，並且說：「你的胸片看起來怪怪的，不太對勁⋯⋯不像是心臟的問題；心臟並未肥大。可是你的『肺中隔』（左肺、右肺中區隔名肺中隔）看起來比較大。」於是，進一步詢問放射診斷科醫生。放射診斷科的醫師表示，應該是躺下時，拉開了一點角度的問題。這位

急診醫師仍不能釋懷,又為病患再照一張胸腔的斷層掃描,一看,胸部有一個六、七公分的腫瘤,是胸腺癌。

另一位病患,大概十九歲,剛剛進入大學就讀。某一天和朋友出去玩,突然摔了一跤,骨頭斷了,當下立刻前往急診。醫師覺得奇怪,怎會摔了一跤,骨頭就斷了?結果一檢查,骨頭上長了個大的腫瘤,他已有骨癌,卻一點感覺都沒有。可見,一個異常的骨折,可能導因於骨癌。一開始你完全未能察覺。

也許是因為臨床的病例看得較多,我們經常能先一步觀察到異狀。例如,我的一位朋友,在聚會中,抱了新生兒給大家

看，大家都稱讚好可愛。這寶寶的眼睛特別大，眼珠子大到像黑寶石一樣。不久後，他的父母注意到孩子好像看不見……為什麼呢？原來，眼珠子裡有視神經癌，只能換了假眼。有些癌則是從嗅覺異樣開始，患者會失去嗅覺或者聞到怪味，經常問：「這裡有什麼燒焦了嗎？這裡是不是有橡皮味？」這可能是鼻咽癌，或是嗅覺神經癌的徵兆。也有些人突然間覺得唾液異常、無來由地多，則必須注意頭頸部分的相關問題，都有可能引起唾液腺的改變，類似唾液腺癌，本身是很少被注意到的。

許多的症狀，如果能夠早期發現、尚未轉移，都還能有手術治療的機會。舉例再說，我們都鼓勵病人如廁之後，要觀察一下自己的大便，不要因為不好看就不看，這是身體最直接的

產物。假若發現它怎麼突然變白色了，要十分警覺，極可能是膽道發生問題了。膽道原本釋放膽汁，當它被塞住，糞便會出現白若石灰的情形；當然，糞便裡如果有血，也要特別小心大腸直腸癌。又如：身體軀幹的皮膚上，時常出現蜘蛛斑，可能與肝硬化有非常大的關係，甚至是肝癌。有的胰臟癌患者一開始根本毫無症狀，但是時常拉肚子，特別是只要喫一點點油膩的食物就拉肚子，可能是胰臟功能不全，或甚至是胰臟癌。

凡此種種偶爾發生，我們一般不會警覺；總是要等到頻率增加了，方才注意，並感到不妥。此時，可以藉助「癌症血液篩檢」，透過血液檢查的各項指數，便可判讀出許多指標。如更進一步檢測「腫瘤指數」，則會更清楚得見癌症的分類項

目，例如：ca19.9，基本上胰臟癌及膽道癌特別多，ca125則屬卵巢癌居多等等，很快速地便可辨識出可能的類別。於是，進一步，進行大腸鏡、胃鏡、超音波、胸片X光……等檢查，就這樣一步一步堆疊加上去。最後，如果要確定是否為癌，則需要再進行採樣分析。

因此，我們不僅要細微察覺自己的身體變化，更要正視它急切想要告訴我們的訊息。一切的觀照與體察，又回到我們本身，我們的心與身體本身。因此，觀自在就是觀自身，當然，也就是觀自心，身心且又不二。

現如今的人們天天不能休息，像是使用手機不斷對腦部產

生刺激，卻只能短暫停留，放下手機後，腦中一片空白。我們的記憶必須經過一個投射而後儲存的過程，過多的短暫停留，使得我們眼睛看到過多資訊，卻未能記住，連帶注意力過多消耗在這些地方，未能盡早覺察自己身體的微妙變化。如果能夠早點警覺、早點處理，也許不至喪命。每個人，就在此時此刻，身體裡也可能有癌細胞，可是，大部分的癌細胞會隨著我們的免疫力而消失，被打掉。然而，倘若突然間，你的身心墜入很不好的狀況，比如婚姻觸礁、比如失業或某些情境，你自己覺得人生無望，此時身體也頓失希望。

近年有許多關於「無效醫療」的討論，這是一個特別不適當的詞彙，「無效」怎麼會跟「醫療」連在一起呢？醫療當然

是追求療效的,無效怎能稱得上醫療呢?這應該指的是「不追求有效的醫療」,意即與癌共存的醫療;與癌共存的醫療,表示你不見得可以壓制它,它也不會壓制你。繼續走一程,說不定會有一些轉機。於是,不追逐痊癒的治療,通常意味著姑息治療,治療的重點往往便在提升自己的免疫力、營養,還有止痛與復健。此間最好的免疫治療就是運動,因為運動會提升免疫力;再者,便是正向思考可以提供強大效能。醫療過程中,我們都鼓勵病患要有正念思維,有時,病患會怒氣沖沖地說:「我都快死掉了,我怎麼正面思維?」正因這樣的處境,也許才能好好思考,因為知道人生不長久,更加渴切地把握當下。此時,也許不能只靠自己,還可以倚靠許多家人朋友,以及一些心靈導師等等,幫助內心平靜下來,控制你的呼吸。在美國的

癌症中心裡，這是治療的一部分，他們會藉助音樂，像水的聲音、鳥的叫聲、海濤聲來使心境平和。有時也藉助AR設備，讓你的視覺能夠接收像太陽的光、月亮的光，或舒適的綠色山景。你可以調整自己，深呼吸，放空自己，這些都屬於正向訓練。

我們都希望一切醫療皆能達到成效，但有時，科學仍未能符合期待，我們必須依靠心來過渡。也許寫一封信給一直想感謝的人，取走心裡壓著的大石頭小石頭，不管有沒有來生觀念，都可以就此放下、解脫。

延伸QA

Q：多留心身體發出的警訊是好事，可為疾病做先一步的體察和預防，但對於多思憂病的患者，進而造成心理壓力或過度緊張憂鬱，醫生會給怎麼樣的建議呢？

隨著健康意識的提升，許多人開始留意身體發出的各種警訊，期望能及早發現並預防疾病。然而，對某些人來說，這樣的警覺卻演變成過度擔憂，甚至引發無法承受的心理壓力，讓生活品質大打折扣。面對這種「多思憂病」的情況，我認為，問題的核心並不在於身體的警訊本身，而是個人的心態。

身體的警訊與我們的心態是兩回事。就像服藥時，說明書上往往列出一長串的副作用，讓人看了不免擔心。但即便如此，大多數人仍會按時服藥，因為心態上相信這些副作用不一定會發生在自己身上。同樣地，身體偶爾出現的不適並不代表嚴重疾病，如果能以平常心看待，便不至於過度焦慮。

這種心態問題，也可以從購買保險的行為看出端倪。假如一個人認為家族中沒有癌症病史，通常不會特地購買癌症險；但若心裡總覺得自己遲早會罹患癌症，便很可能購買這類保險以求心安。這正說明了，

健康焦慮的根源往往來自於內心的不安，而非真實存在的風險。

然而，與過度焦慮相對的另一種極端，則是完全忽視身體發出的警訊，這在男性中尤為常見。許多男性因為不願顯露脆弱，選擇逞強而無視不適，直到病情惡化才願意就醫；而女性則多半傾向於過度思慮，將微小的變化與嚴重疾病聯想在一起。無論是過度擔憂還是過度放任，都是不正確的態度，真正健康的生活方式應該是以理性心態，適度關注身體變化。

那麼，如何判斷一個警訊是否值得進一步檢查呢？

我建議,可以依循一個簡單的原則:「如果某個身體徵兆持續超過兩週且未見改善,就應該就醫檢查。」

舉例來說,若偶爾感到心悸,但隔天就恢復正常,通常無須特別擔心;但若腋下淋巴腫脹持續不退,便值得進一步檢查。正因為健康知識能幫助我們做出理性的判斷,畢竟知識可以帶來勇氣,讓我們不至於被恐懼籠罩。

然而,現代社會面臨的挑戰是資訊過載,特別是在健康相關的議題上,網路與社群平臺充斥著大量的健康資訊,讓人目不暇給。許多人未經過濾便接收這些資訊,導致恐慌加劇,猶如火上澆油,這正是現代人

普遍面臨的「資訊焦慮症」。

我想，現代人與過去最大的不同，在於接收資訊的管道變得極為多元，但多數人卻缺乏評斷資訊真偽的能力，往往不假思索地接受片面的健康訊息，從而陷入無端的恐慌。這正是為什麼培養資訊判斷力顯得尤為重要。如果自覺缺乏相關知識，最好的做法並非盲目瀏覽網路，而是直接尋求專業醫師的協助。

總結而言，留意身體的警訊固然重要，但更重要的是以正確的心態面對。既不要因小病小痛而焦慮不安，也不要對持續不適掉以輕心。保持知識的學習，

提升自我判斷力，並在需要時尋求專業建議，才能真正做到身心健康並重，遠離因健康焦慮帶來的心理困擾。畢竟，健康不只是身體無恙，更是心靈的安穩與生活的平衡。

CH3

在「怎麼會是我」的震驚之後

癌症患者在康復後,如何面臨心理挑戰?失去親人或被照顧者,對存活者而言,如何康復生活?這都是一個大哉問,但是,答案卻很簡單,便是「正向思考」!

罹癌者有面對死亡的憂慮,康復者處於焦慮狀態,因為未來生活有一枚定時炸彈。隨著家庭狀態不同,有些罹癌者上有老下有小,反觀另外一方,他的子女,他的父母、兄弟姊妹,何嘗不是處於同樣的壓力之下?每個人都有很多不敢說、不能說的事情。但是,面對問題,卻永遠是說出來比不說好,越放在心裡的事情越會發酵,發酵以後就會走味了。有的時候,用一場嚎啕大哭來發洩,算是最溫和的了;不然,壓抑的情緒可能會轉為憤怒,轉為憂鬱,甚至於走向自暴自棄,莫名地做出

在「怎麼會是我」的震驚之後　　CH3

不可挽回的事。

我的一位病人,她得了乳癌時,孩子仍就讀高中。我還記得她住院治療期間,孩子就在她的床邊做功課,是一個非常好的孩子;母親罹癌,她便立志要學醫,也維持很好的成績。但是,就在她讀大學時,母親癌症復發了,並且轉移到腦部,在此狀態之下,她依舊從學校盡量趕回來陪伴母親。這位母親非常正向,即使罹癌也是如此,然而,他的先生,卻無法面對妻子罹病,不知如何照顧,一直吵著要與她離婚,兒子亦同,不知道如何面對生病的母親。反倒是女兒如同母親一樣堅強、正向,不只獨自承擔照護責任,甚至當母親離世,在父親已將金錢花費殆盡、不知去向時,她決定開始工作,犧牲了學醫的

機會，只為保住唯一可居住的房子，一肩承擔起房貸，並照顧外婆。多年以後，病患的女兒又跟我聯絡，此時，她已結婚、懷孕了，有一個很好的家庭；她說她覺得老天爺就是這樣，關一扇門，卻也一定會開一扇門。她未能學醫，卻仍然對醫學很有興趣，並在她家附近的醫院做義工；母親的病改變了她，她依舊感到非常幸福。

人最終是心在作用，當我們沒有辦法把握自己的時候，疾病來了，不管是從哪方面來，於人生都是巨大、尖銳的挑戰。有時，我們以為年紀較長的人，不成熟的人會跌倒，會徬徨。有時，我們以為年紀較長的人，可能比較豁達，可以接受罹病的現實，但是臨床看來，卻也未必，完全是個人心性決定。

我的一位病患,七十多歲,他得了第三期大腸癌,慶幸的是手術成功、治療等各方面都相當好。但是,劇本卻在此反轉,他在治療成功後,就再不願意起床了。其實早就可以站起來,他卻不願意,只盼全家人:兒子、女兒、太太圍著他照顧他。由於他年逾七十,原本就不想也不願意再繼續於職場奮鬥,這些理由我們可以理解,然而,幸運地治療妥善,也可以重新投入美好生活啊。他卻選擇將身旁的人全部拉下去,驅使他周圍的所有人都進入到很被動的、圍繞著照顧他的困境。他最後一次來看我,我告訴他:「你已經康復,只要定期追蹤即可,不需要再來看我了。」據我了解,目前的他依然健在,但是一直照顧他的妻子卻過世了。由於他一直告訴妻子自己隨時

會死，妻子便處在終日憂慮無法安睡的狀態，心情長期低落，最後竟因心臟疾病死去。他的中年女兒，非常不能接受父親的狀態，甚至對他抱以恨意，將母親的死歸咎於父親，便再也不回家看他，他成為一個孤獨的人。所以，一個人病了，假使他的心態不正確，那麼，所產生的問題將不只影響他一個人，而是一家人、是一群人，是極具殺傷力的。

許多人得知罹癌的第一反應會是，先否定，會說：「怎麼會是我？一定是診斷錯了。」待到種種證據顯示，而後接受，多半會開始積極展開治療。然而，癌症的治療素來不被認為是一項輕鬆的過程，因為化學治療的多種負面作用，經常被擴大報導。所以，當患者開始接受罹病後，伴隨而來會有各種來源的

建議，開始有了周遭各方的意見；包括現在的YouTuber也會給你很多的意見：不要吃這個，不要吃甜食，不要相信化療等等。

此些看法，我們姑且不用說科學證據是否證實。就憑常理，腫瘤都不是一日造成的，得了這麼重的病，猶如「七年之病，求三年之艾也」。七年的疾病，用三年的艾就可以治癒嗎？因此，當然要配合醫師跟科學家繼續努力去改善它，總還是慢慢地推進中。很多人在治療中便放棄了、不接受了，可能是副作用太大，導致內心喊停，不願意持續進行。卻也有些人會憑藉其他的方法來努力，這就是人生觀了。我經常告訴我的病患，如果真的已經是第四期，你甚至可以設計你自己的治療。許多病人決定不要化療，我說可以，但我還是很樂意做你

的醫生。你用你的方法、喫中藥等都可以，但是我們來追蹤它好不好？持續用電腦斷層追蹤，如果中藥幫了你，你也要知道，你的中醫師也要知道，不是嗎？我也會把報告留給他，說給中醫師看做個參考。

我們在乎的、服務的是個人，不在乎誰的功勞較大，倘若集體努力能讓病患好，也是極好。無須比較統計數字，單從情緒而論，可以明確地說：當你相信你的醫生，你的治療結果一定會比較好；你假如不相信他，他給你的治療也不會讓你變好。因為這是人性的信心，可以增強你的勇氣，勇氣就可以讓你增強免疫力。所以如果你不信任這個醫生，你不接受他的治療，千萬不要騙自己，也不要玩客氣這一套，無須做表面應

對。不必要，因為生命是你的，你知道你生命的價值，價值觀是你定義的，無須虛偽或假裝客氣。可以公開地與醫師討論也好，甚至與家庭成員討論，與配偶討論，乃至於與年邁的父母討論。

臨床治療涵蓋了多個面向，例如我的一位患者，經過治療，他的肝癌已經相對穩定，但由於使用標靶藥物，皮膚出現乾燥及紅斑，指甲也有變化。患者自己能夠面對這些身體上的變化，但他感到困擾的，是不知道如何向接近百歲的母親解釋這些情況。他的母親居住在不遠處，他經常去探望她。然而，每次見面，母親都會注意到他的手部問題，並質疑為何不進行護理，甚至責備他的配偶沒有做好照顧工作，這讓患者和其配

偶都感到非常無奈。除此之外，我們還遇到過另一位年輕的病人，家人決定隱瞞病情，不告知他將近百歲的祖母。該病患在大學時曾因打籃球骨折而發現肌肉內長有腫瘤，後來雖成功處理，但十年後復發，蔓延至肺部及其他地方。全家人共同決定隱瞞病情，並積極面對、尋求適當治療。因此，祖母始終被蒙在鼓裡，她最終未能得知孫子的真實狀況，但不停怪罪孫子不來看她。

在這些案例中，如何平衡病情真相與老年家屬的心理承受能力成為一大挑戰。隱瞞或揭示病情，需要考慮多方面的因素，包括病人的意願、家屬的接受度以及整體治療計畫。這些家庭的正向思考和對病情的正視態度，值得我們在臨床實踐中

借鑒和反思。

我們鼓勵病人於治療結束或穩定後，去做自己喜歡或有意義的事情，這是一個正向思考的方法。我相信當你以正向態度面對自己，或者幫助別人時，宇宙會因善行的循環而流轉。曾經有一位我的病患，約六十多歲，她在完成多次治療後，積極參與慈善工作和志願服務，非常快樂。雖然她的白血球偏低，但她仍熱衷於垃圾回收工作，她說她在處理垃圾分類時感到非常愉悅，她相信沒有人能做得比她更好。這位病人一直保持積極心態，再不需要我的醫療幫助，聖誕節還會祝福我節日快樂。其實志願工作也是一個提供正向思考的管道，很多病人在從事志願工作後容易感到愉快，同時較能維持健康且復發率低。

倘若進一步思考：或許是因為志願服務的勞作增加了患者的運動量，使免疫系統更強壯，這在科學上是可以接受的。而志工們需要排班，也要注重起居飲食，規律作息也對身體有益。保持正向思考，不僅對自己和家人有益，也能對外界產生積極影響，這非常重要。我們在此書中所討論與癌症治療的每一個相關議題，都像回力球，問題繞了一圈又回到自己身上。所有事情都圍繞著自己轉，我們是身心合一的，追求無相或全然自利都是不可行的。因為我們的一生是在有相與無相中尋找平衡，當這兩者融合得越好，差異就越小。

讓走的人走得灑脫，不要被我們的思念干擾是對逝者的一

種成全。身為照顧者，我們還有自己的餘生要修行，陪伴病人離開是一個極大的福分，因為我們看著病人怎麼過了一生，我們便會思索將如何度過我們的餘生，並且要學著怎麼邁向死亡。病人離開了，往生了，我們很難過；但是，於陪伴、照顧的過程中，我們不僅僅照顧他，也在學著怎麼樣照顧自己。關於死亡，沒有人有經驗，因為陪伴，我們學到面對死亡的態度，並在有生之年照顧好自己。

延伸QA

Q：面對罹癌者的憂鬱，照顧者可以如何因應？且需如同步意識、照顧自己的身心狀況？

面對罹癌者的憂鬱情緒，是許多照顧者常見的挑戰。在癌症診斷後，患者的情緒變化不僅影響自身，也深刻波及身邊的親友。正如人們常說的：「如果你憂鬱了，你的貓狗也會感受到，更何況是你親近的人。」因此，照顧者在陪伴患者的同時，也必須學會調適自己的情緒，才能夠長期提供有效的支持。

一、走出家門，轉換心境

最直接且有效的調整方式之一，就是鼓勵照顧者與被照顧者一同「走出家門」，進行短途旅行或簡單的戶外活動。透過轉換環境，人們可以暫時脫離疾病的陰影，重新感受到生活的美好，並發掘生命的意義與目標。無論是一趟郊外踏青，或是到附近公園散步，都能為心靈帶來一絲清新的能量。

二、規律運動，釋放壓力

當照顧者感到情緒低落時，建立規律的運動習慣是最好的解藥。運動不僅能促進身體健康，更能刺激大腦釋放腦內啡，帶來愉悅與活力，這是單純依靠藥

物無法達到的效果。無論是簡單的伸展操、快走、瑜伽，甚至是居家健身，出一身汗後，身心都能得到顯著的舒緩。

三、心靈轉移：植物與料理的療癒力

除了運動之外，進行一些能轉移注意力的活動也是良好的調適方式。例如，養一盆多肉植物，這種植物不需要頻繁澆水，也不容易枯萎，透過簡單的照顧，便能感受到生命的堅韌與療癒的力量。

另一方面，準備食物與烹飪也是調劑身心的有效方法。食材的色彩、烹調時散發的芳香，都能激發愉悅感，讓心情變得更為平靜。同時，與家人一同享用親

手準備的餐點，更能增進彼此的情感連結。

四、面對抱怨：將視野拉遠

罹癌者在面對病痛時，往往會產生怨天尤人的情緒，特別是當疾病發生在壯年期時，更容易質疑「為什麼是我？」此時，照顧者可以適時引導患者改變看待困境的角度。

事實上，許多痛苦和抱怨都來自於比較心態。與其沉浸在「為什麼不是別人」的思維，不如將視野拉遠，思考那些因戰亂、意外而夭折的生命。他們甚至未曾擁有過完整的人生，而罹癌者在疾病前已擁有一段豐富的生活，或許有愛他的家人、事業成就或生活

點滴,這些都是值得感恩與珍惜的部分。當心態轉為感念所擁有,而非遺憾所失去,抱怨自然會減少。

綜觀而言,面對罹癌者的憂鬱,照顧者可以透過轉換環境、規律運動、心靈轉移、建立正向心態與互助支持來調適自身。同時,照顧自己的身心健康,才是長期陪伴的重要基石。在這條充滿挑戰的旅程中,彼此扶持、共同前行,方能讓生活在困境中依然綻放光彩。

CH4

建立在體貼與關照之上：
癌症與飲食

此篇我想討論癌症醫療中,與飲食相關的議題。但也許我們可以從另一個觀察點開始。

《維摩經》說:「四大合故,假名為身;四大無主,身亦無我。」說四大假合、四大分離。在佛教的生死觀中,人的身體由地、水、火、風合為一個身體:地以羅密堅實、水以濕潤豐沛、火以生機溫暖、風以流通暢動,人的身體得以和合生存。如若四大不調,則呈現病相,而死亡,便是四大離散。兩千年前的佛教經典,為什麼可以如此細膩地觀察到身體的變化,以此為喻;又或許,我們可以借鏡、察覺現代的生活樣態。例如我們談到的遺傳基因,不論是導致癌症的原因是什麼、罹癌與否,或是否有遺傳基因檢測,兜兜轉轉之後,人還是必須回到

照顧本體為核心。

飲食跟癌症有極為密切的相關。遺傳基因我們改變不了，但是我們的飲食與習慣可以改變。尤其，當我們知道因為飲食造成癌症的證據如此之多時，這便成為現代生活不可忽視的重要環節了。

例如胃癌，醫學研究發現，有一種能於胃部及十二指腸內生存的細菌，叫幽門螺旋菌。經過很多年後，才證明它不僅僅是細菌而已，它同時可能造成癌變，即胃表面癌細胞的病變。於是，我們會追尋這種螺旋菌從何處來？經常就是來自於汙染的水，或者汙染的食物。當然，自從人類發明了冰箱以後，胃

癌就大幅減少。有了冰箱後可以冷凍、可以冷藏，相對食物得到新鮮保存，減輕由腐敗的食物、不潔的食物而造成胃癌的結果。另外，如大腸癌也是與飲食極為相關。科學家很早就知道，纖維化的食物可以幫助我們預防大腸癌；因為纖維可以增加排便，讓大便變得順暢；另外，纖維本身且可以生成提供保護力的腸道菌，這麼一來對大腸癌亦有防護作用。

因此關於食物，再加上一個食物跟菌種之間的關係，便不是單純的飲食問題了。我們都知道，食物的來源太多元，除了肉類之外，所有植物幾乎都從土壤而來，土壤便具備各種影響植物生成的條件。舉例：為什麼三星蔥與一般蔥不同？

這是因為它處於獨特的水土環境，據說因為高山含有具抗氧化的微量礦物質：硒。此種元素自山上沖下，到了蘭陽平原，又溶解於水，就容易被植物吸收。以此為例，可以知道，食物本身的品質還要再加上土壤、地區、種植方式等條件，它也造成很多不同的效應。一如同樣的馬鈴薯、同樣的紅蘿蔔，在美國吃到，與在臺灣吃的滋味並不相同。

時至今日，又有食物來源的汙染，其汙染來源非常廣泛，尤其重金屬的汙染特別嚴重。此類重金屬汙染，通常會作用在肝、膽、胰、大腸等系統。因此，食物跟癌的關係，比較多發生在消化系統，但唯獨處理食物時加鹽，這些硝酸醃著做臘肉、醬菜等，就不會只作用在消化系統了；它會作用於全身，

可能是膀胱出現癌，腎臟也會罹癌，如同鼻咽癌與吃的醃肉、鹹肉有一定程度的關係。又如食道癌，為什麼河南鄭州是高發地區？研究者做了許多基因研究後發現，基因當然是有一部分的影響，但影響更巨大的是，當地人吃了過多醃製食物，或與該地的醃製方式有關。因此，我們可以知道，除了食物本身以及食物取得的地區，食物跟細菌、食物與它的製作方式等，都與疾病相關。

如果說僅用「食物」單純這兩個字來討論癌症，我們將赫然發現，難以進行理性的討論。如同我的許多病人，當他突然被診斷出得到癌症，會猛然決定說：「我從此不再吃肉了。」、「我要成為素食主義者。」我會告訴他：「有點晚了，但也為時

不晚，多攝取高蛋白的蛋、豆、奶，以免立即變成肌少症。」

一切行事仍需事緩則圓，要中道為之，太過極端的方式反而無法持久。也有些人得了癌症以後，說：「醫師，我不吃糖了，聽說癌細胞吃了糖以後就會增長。」我說，那糖尿病患者是不是罹癌機率最高？事實並不確切，癌細胞當然希望長得快，於是利用糖的能力也會提高；然而，這卻與你吃的糖沒關係，因為你吃得再多、再少，癌細胞都可以吸收，它只需一點糖就可以作用，這與吃糖沒什麼關係。

倘若說當病患罹癌之後，必須回頭去檢視過往的飲食習慣，那麼，審視的清單就不只是談食物本身而已，飲食習慣才是最大的問題。在醫療現場，我們不會要求病患一定要吃素，

得了癌就要吃素，這兩者並非必要的等同。應該問的是：「吃素好不好？」那是極好的。因為吃素本身，會保護你的心臟，降低你的心血管疾病，這些都是科學早已知道的事情，它也會降低癌症，特別是像食物引起的大腸癌。

然而，需要注意的是：吃素的人，需要吃大量的蔬菜，不能因為餓，而補充過多碳水化合物。又如炸的素食往往帶有許多炸油本身的問題，因此還要注意用什麼油及如何降低炸物料理。如果病患是一位嗜吃澱粉者，因為亞洲人澱粉吃得多，所以需特別小心；澱粉多了容易堆積，此一堆積便導致肥胖。肥胖以後，本身即形成一個癌變的因子，罹癌之人也應該要做改變。肥胖本身除了容易致癌，甚至連化學治療的效果都會變

差。此時，最有效的方法，會是運動，因為運動不只可以消耗卡路里，更能生成強健肌肉。除了飲食控制外，運動更可以達到另一種對身體有益的控制。

要知道，但凡一個劇烈的、極具戲劇性的改變，通常都不能維持久；所謂發心容易，持心難啊。

除此之外，癌症治療的過程尤其需要體力，患者於癌症治療過程中飲食欲望常會下降，有時是因為治療藥物所造成。如若此時，又刻意降低攝入的營養素，常會導致沒有足夠的體力對抗癌症。因此，我們會希望所有的病人，能夠盡量地維持良好的運動習慣，而非因此減低飲食，甚至造成缺乏體力，而無

法運動。飲食與運動兩項，都是治療與預防癌症裡最重要的，沒有運動只有控制飲食，還是片面，非常的片面。

於癌症治療的過程中，醫師常需開藥刺激病患產生食欲；倘若沒有足夠的營養，病患不太可能撐得住。不完全只是化學治療一項，放射治療亦同，它會造成患者的吞嚥困難等。屆時，必須準備的食物本身，就不只是刺激他吃，還得有技巧地刺激他吃。所謂技巧，便是有的要軟、要爛、要糊⋯⋯此些方式。如是手術之後的照護，還需要考慮到，病患是不是真的可以進食了？有時僅僅能食用一些湯、清流質食物，並慢慢從清流質或半流質，想辦法增加飲食。有時，飲食的欲望不好，我們會使用一些檸檬、薄荷等帶有味道的香料去刺激。因為這種

時候，患者的味蕾經常是鈍化的，我們的腦與我們的食欲是完全一致；心情消沉低落，在癌症治療中非常常見，同樣的，食欲低下也很常見。

當此之時，面對飲食，就如同面對病患心理；如何使他們願意進食，維持好的體力，能有運動的餘力，就非常重要。例如：吃的食物不能太燙，因為此時的黏膜比較脆弱，有時，可以用一些冷水、冰水稍微刺激一下口腔。微量的冰淇淋、一點點醋，都會有幫助。太濃重的味道，如日常料理中的紅燒並不好，因為過重的味道，會使得他後面的進食受到影響。從食物結構的軟、爛、糊，到食物製備的溫度，都需要被注意。此時，通常還要考慮到食物的呈現，如擺盤。面對癌症的病人，

最好不要將一大盤食物推至他的面前要他吃，病患通常會先退避三舍，因為他擔心失敗、做不到。然而，倘若我們可以拿一個小盤，像去吃日本料理那樣裝盛，一小塊一小塊慢慢吃，就有百分之五十、百分之百的成就了。營養師並會建議選擇一些像肉凍等濃度高、營養高、蛋白質高的料理，切成小塊、保持冰涼，一次一塊或兩塊讓病人進食，較能提高食欲。

於是，兜兜轉轉，又回到體貼與關照本體之上了。細心觀察每一樣食物的來源，及其對身體的作用，並且持續運動身體，使之循環，恐怕才是面對癌症的不二方法。

建立在體貼與關照之上：癌症與飲食　CH4

延伸QA

Q：近年常討論「隔夜菜」對身體的危害，這部分與癌症有特定的關係嗎？醫師如何看待、建議大眾食用隔夜菜的狀況？

近年來，關於「隔夜菜」是否會對健康造成危害，甚至與癌症有關的討論屢見不鮮，媒體報導也常以聳動的標題吸引關注。然而，我認為這樣的擔憂多屬「無病呻吟」，並未有實質的科學證據支持。

在冰箱發明之後，食物保存技術已大幅提升，隔夜

菜是否致癌早已不成問題。實際上，癌症治療中並未將「隔夜菜」列為需特別注意的事項，因為食物變質主要與細菌滋生有關，而非直接導致癌症的因素。

如果烹煮後的食物因保存不當而滋生細菌，問題並不在於「隔夜」，而是在於冰箱的功能與使用方式。例如，食物若妥善冷藏，隔夜食用一般不會有問題，甚至有些菜餚經過冷藏後，風味更佳。真正需要關注的是保存環境與保存時間，而非食物經過一夜的存放。

隔夜菜的安全性取決於食材準備、烹調方式、儲

藏條件及冰箱的功能。像是生食本就不宜長時間放置在室溫下,而熟食若需要保存,應盡快放入冰箱,並確保冰箱溫度維持在攝氏四度以下。冷藏僅能短期保存,若打算保存更長時間,冷凍才是更安全的選擇。

冰箱內部的溫度也並非均勻一致,前後、上下層之間存在溫差。若將食物放置於冰箱門口,受冷效果較差,且冰箱頻繁開關門會導致溫度波動,增加細菌滋生的可能性。以某些食物為例,若僅冷藏一兩天尚可安全食用,但若保存長達一週以上,且未保持低溫或未充分加熱再食用,便存在食安風險。

因此，真正的問題並非「隔夜」本身，而是食物保存的方式與個人行為。例如，是否定期檢查冰箱功能、是否留意溫度控制，這些細節才是確保食物安全的關鍵。

因此我認為，隔夜菜致癌的說法，多是媒體為了吸引眼球而誇大其詞，這種「語不驚人死不休」的報導，往往缺乏科學根據。現代人生活在資訊爆炸的時代，網路上的知識未經過個人理解與內化，便容易成為「人云亦云」的傳播者。

知識的獲取不應僅停留在「看見」的階段，而需

經過思考與驗證，才能轉化為自身的經驗與判斷。若僅依賴網路訊息，未經篩選便盲目相信，反而會讓生活充滿不必要的恐慌。尤其現代社會物質豐裕，才有「隔夜菜」這樣的議題，在戰亂地區，當天溫飽尚且困難，更遑論隔夜保存。因此，與其糾結於隔夜菜是否致癌，不如將注意力放在正確的食物處理與生活習慣上。

另一方面，現代人也有一大問題──傾向將責任歸咎於外部環境，而非自身行為。例如，濾水器的水能否直接飲用，關鍵在於濾芯是否定期更換；而食物保存不當導致變質，也與個人疏於管理有關。許多人不

願檢討自身習慣，反而選擇將問題推給環境、工具，甚至像「隔夜菜」這樣無法自辯的概念。

孔子曾說：「吾日三省吾身。」然而，現代社會在資訊快速流通下，反而使人更少自我反思，習慣將責任外推，導致生活中的問題層出不窮。

總結而言，隔夜菜並非健康隱患的主要來源，更與癌症無直接關聯。只要正確保存食物，控制冰箱溫度、避免長時間常溫放置，並在食用前充分加熱，隔夜菜並不會對健康造成威脅。

真正值得關注的，是個人對生活細節的管理與自我反省。與其陷入媒體渲染的恐慌，不如回歸常識，保持理性思考，並以正確的行動來確保自身與家人的健康。畢竟，比起隔夜菜，良好的生活習慣與心態調整，才是維持健康與幸福的根本之道。

CH5

打開家族的黑盒子：癌症與遺傳

癌症跟遺傳,一直是被重視與熱烈討論的題目。然而,若我們檢視癌症與遺傳緊密結合的病症,卻約只占癌症病例百分之十五到二十左右,並沒有想像中的那麼多。其中,顯著有關的,例如大腸癌有Lynch syndrome遺傳性非瘜肉症一類,便與家族有極大的關係。乳腺癌亦同,倘若直接從乳腺癌中一些基因像BRCA(一種抑制癌症的基因,且與乳腺癌、卵巢癌高度相關)進行檢測,便可發現確認。近年來,此基因特別知名,當然是因為美國影星安潔莉娜裘莉(Angelina Jolie)而引起注意。

基於遺傳,當身體帶有BRCA這個基因突變時,癌變的比例便升高;意即,當BRCA這個基因一旦突變,它的致癌率非

打開家族的黑盒子:癌症與遺傳　　CH5

常高，尤其顯現在乳腺癌與卵巢癌。因此，當安潔莉娜裘莉知曉她的姊姊得了乳腺癌時，便毅然決定進行切除雙乳房手術。對於女明星而言，尤其是以容貌、樣態、身材做為職業條件與明星特質，此一決定是非常嚴峻且重大的。

同時，當如此國際知名的人士，處於健康情況下，預防性地進行手術，便成為一個衝擊性非常大的議題了：基因檢測是否必要？預防性手術治療是否必須呢？

這項切除手術的目的，是為了杜絕癌症發生。乳腺癌遺傳在BRCA突變者的比例極高（百分之七十），卵巢癌則更高，所以她做這個重大決定，同時便樹立了一個典範。而相似處境

的許多人，也有同樣基因，可能正猶豫不決，在目前健康的情況下，該不該去做切除手術呢？BRCA基因，就我們亞裔以及臺灣而言，並沒有歐美那麼高，但仍有家族遺傳的機率。我們在醫療現場遇見許多病人，當家族出現病例，便即刻警覺到：家裡所有人都應該檢驗了。然而，以我們東方思維模式來看，經常是諱疾忌醫的，多半選擇不願意檢測、不願意知道真相；我們總覺得，一旦知道身上帶有危險的遺傳基因，反而變成一個人生負擔。甚至，周遭的環境亦不能配合與支持。假設，同事中有人因為遺傳基因，選擇切除乳房或卵巢，整個單位或公司都可能被震動，不知道該選擇何種態度支持她，也許還有許多人可能非議她。所以這是文化、社會的全體觀念，一整個社會是否進步的指標，不完全是個人而已。

打開家族的黑盒子：癌症與遺傳　　CH5

同樣著名的研究，是關於雙胞胎的攝護腺癌研究，研究同時證明：攝護腺癌也有基因遺傳機率。這就會牽涉到醫療重點了，假若醫生診斷，有一位年長的父親，罹患了攝護腺癌，醫生們需要警覺的、護理師們需要給予的衛生教育範圍，就必須延伸到兒子；因此可知，每一位罹患癌症的病患，便關係到一整個家庭。諸如此類，如大腸癌、乳腺癌、攝護腺癌等，都是屬於罹患機率頗高的癌症，很明顯地，都與基因有若干關係。此處所說的基因，指的是家族遺傳上的基因，約占百分之十五到二十左右。然而，隨著精準醫療的發達，對於基因的解密更加深入了解之後，比例也許會更往上增加。

進一步來看，有些基因是個人的突變，則與家族遺傳無關。舉例而言，如膽道癌則是屬於自發性的突變，較不屬於遺傳範疇；然而，此類自發中，定是自身的遺傳物質發生改變，然後再被外在環境所引導。很不幸的是，目前許多引發癌症的不利外在環境，許多是由公害引起。從前所指的外在因素多是抽菸、喝酒：如抽菸引起的肺癌，喝酒引起的食道癌、肝癌、胃癌。但前述這些因素，隨著國民健康意識越來越高，或如電冰箱普及之後，胃癌相對較少，因為腐化的食物、有汙染的食物越來越少。可是現實環境卻有一項「增多」，那便是我們的空氣汙染增加了，環境汙染增加了。塑化劑這些塑膠相關的粒子，出現在我們所吃的各類食物裡，那麼，我們身上有沒有呢？是的，我們的血液中都有塑化劑。假使我們現在隨機檢測

路上一百個人的血液，便將發現驚人的結果，我們身體裡都有許多塑膠相關的化學物質。汙染不僅止於此，還有更多的汙染，來自行駛於路上的車子所排放出來的——廢氣，也是我們的致癌汙染源。您也許可以說：「我不常在外面行走。」但是空氣是大家一起呼吸、它是無遠弗屆的。當環境因素加上個人基因突變的種種因素，結果就變得很嚴重了。

因此，在現今的處境中，有幾件事應該要重視，不能再忽略了。臺灣對於遺傳相關的遺傳諮詢師，顯然不夠重視。目前可見專業訓練的遺傳諮詢師，如臺大以及其他醫院等相關訓練，多數的專注點，幾乎大部分集中在小兒罕見遺傳病之類。

國外的遺傳諮詢師訓練，大部分是學士畢業後，進階攻讀遺傳

資訊的研究所，相當於碩士學位，並且考取證照，成為遺傳諮詢師，從事遺傳的諮詢與探研，還有家庭衛教等等。或許又是國情不同，東方人並不樂見刨根究底，打開家族疾病的黑盒子。當我們不願意面對時，遺傳諮譜的分析，便會趨於片段與片面。西方人則不然，大部分西方人不像我們有這般家族觀念，他們相對地冒險性格較強。比如，當遺傳諮談到他是被領養的孩子，他不會覺得被冒犯。他們跟父母的關係，只有在很小的時候，一旦進入到了十八歲左右，許多人便開始打工，或也有人依靠的是政府的社會福利，高度仰賴家庭的人僅僅只占一部分。所以可知，由於他們強化個人意識，面對遺傳時，便能相對理性，因為他們更希望知道自身有無風險。這之間沒有好壞評價，它僅是文化的不同。

在過去，醫學科學不發達的年代，想要深究遺傳資訊，確實有一定的難處。但是阻擾遺傳諮詢體制成長的，大部分來自制度上的忽視，以及對此一行業的忽視。癌症確實需要癌症遺傳諮詢師，當一位病患來到醫生面前，醫生常常急於面對醫治疾病本身，救命為先；早已經沒有餘裕，去追尋病患家庭中與癌症相關的病史。此時，就需要癌症諮詢師，他們會畫出相關的遺傳圖。一般說來，遺傳圖裡有一個基本的簡單定律，即是兩代裡有三個以上的人罹癌，便需要提高注意了，這就是高風險的族群。當然，這只能做概略的推測，仍須做檢測來確定。

目前對於像大腸癌、乳腺癌、前列腺癌等罹患人數較多的

病症，民眾與政府的警覺性都相對較高，但是小眾的癌症就不一定，像胰臟癌、腦瘤等，大家的警覺性就較弱了。又比如肺癌檢測，透過低放射度的電腦斷層掃描，可以早期發現，這便是預防醫學，藉此可以挑出很多很早期的、很小的癌症，藉由簡單方式快速地處理，未來的生活也不會有所影響，這便是預防醫學的重要。

遺傳本身，是一個很核心的問題，而遺傳所延伸出來的問題，確實很複雜，並非簡單地可用一個遺傳諮詢師就解決。近年來，政府開始補助精準醫療，雖說補助仍處於起步階段，但至少是一個好的開始，所有的法令在起步的時候，都可能有所不足，卻總比沒有開始好。

閱讀至此，您或許可以問自己這個問題：「如果是我，我會去做遺傳檢測嗎？」以我而言，我會，並且已經做過。目前臺灣已有檢測的公司，檢測較多的項目，多半是已經罹患癌症，做為標靶藥的選擇來使用。極少數地，是對於個人整體的基因檢測，在軟體檢測之後，則需要專家判讀基因是否正常。坦白說，我們今日面對的許多癌症科學，大多數醫師當年在讀書階段，仍未有此類科學研究，亦未曾受過遺傳基因的分析訓練，於是都需仰賴生物資訊的專家來進行分析。經由分析，讓醫生的判讀能更加清楚、明白，與病人交談時，亦有所依據。

那麼，接下來，問題又將回到個人身上了。如果說有這麼

一個族群，的確檢測了；遺傳基因亦突變，當知道結果之後，應該如何應對呢？

我想，最重要的因應之道，便是更需注重生活的正常化。一般人要注意多運動、清淡的飲食、規律性的睡眠、注意工作壓力要適度。面對潛在基因，無須將它視為：我必然會罹癌，因為極可能自始至終不會發生；但是，我總不能坐視不顧。

預防之中又以「運動」最為重要。常常讓自己的器官、肌肉處於良性的狀態，運動會增加我們的免疫力，使得我們的免疫力增強。免疫力是我們身體最自主、有力的檢查機制。又例如飲食，許多人倡議吃素；素食本身很好，然而，要注意的

是，處理素食的方法是否良好？許多素食經過高溫油炸，就需要極度避免。一如豆類等食物，新鮮程度很高了，保存得很好，直接吃新鮮的豆類、綠色蔬菜，便是最好的途徑。

而另一項現代人比較忽視、卻正是嚴重影響身體的不利環境，正是焦慮。

焦慮常常反映在睡眠與飲食上，總是睡眠不好、不規率飲食，本身也容易導致肥胖，這都跟焦慮有關。因此，我們需要定時檢查自己的身心，把手機放下來，看看天空，想一想我最近是不是過度的焦慮。如果有一段時期睡眠品質不好，更要給自己一點自我反省的時機，這是我們對自己最起碼的回饋。養

成打坐的習慣、瑜伽的習慣、皮拉提斯的習慣，也都很好；至少在那個當下、那個片刻，身體會回歸自我，這些都是面對不夠良好的基因，最好的辦法。

餘下的問題，便交給自然了。回歸到對自身的關照，知道了，便有了工作的方向、努力的目標。

延伸QA

Q：關於現代人難免受「塑化劑」或其他外部汙染而造成基因癌變的風險，醫師有何建議的因應方式？

隨著現代生活的便利與消費模式的變化，塑化劑與外部汙染，對健康的潛在影響成為許多人關注的議題。塑化劑存在於許多塑膠製品中，長期暴露可能干擾內分泌，甚至增加基因癌變的風險。面對這樣的隱憂，我認為雖然無法完全避免環境中的汙染，但透過個人行動，能夠有效降低風險，並同時促進整體公共衛生的改善。

事實上，塑化劑與外部汙染屬於公共衛生範疇，是整個社會共同面對的問題，並非個人單獨能完全防範。然而，個人卻能從生活細節中採取行動，減少汙染的發生與暴露風險。例如，減少塑膠袋的使用，就是一種簡單卻有效的行動，不僅能減少環境負擔，也能避免不必要的塑化劑接觸。

臺灣做為便利性極高的社會，便利商店隨處可見，生活中幾乎無時無刻不被便利所包圍。這種便利性固然提升了生活品質，卻也無形中增加了塑膠製品的使用與環境汙染的機會。我總覺得，臺灣是一個「過度

方便」的地方,過度的便利讓人逐漸忽視其背後潛藏的公共衛生問題。因此,唯有從個人層面開始改變,才能逐步改善整體環境。

新冠肺炎疫情期間,我們深刻體會到「公共衛生起於個人」的重要性。勤洗手、戴口罩,這些看似微小的行動,卻能有效阻斷病毒的傳播。同樣地,減少使用一次性塑膠製品,也能降低塑化劑的環境殘留與人體暴露風險。

許多人擔心便利商店熱咖啡的塑膠蓋子與紙杯內層的蠟會釋放有害物質,但我認為,真正的關鍵在於

「加熱量」與「溫度」。一般來說，咖啡的溫度並未達到100℃，並不會導致蠟層融化或塑膠蓋釋放毒素。像知名品牌如鼎泰豐所使用的紙盒，通常都有標示不含塑化劑，這些標示也代表商家在公共衛生方面的努力。因此，消費者可以透過選擇具備安全標示的產品，進一步減少風險。

此外便利商店的微波食品也是許多人關心的議題，擔心加熱過程會導致塑化劑釋放。然而微波食品的安全性主要取決於兩個因素：加熱量與加熱溫度。若微波的量少、溫度不高，並不會導致塑化劑的大量釋放。反之，若長時間高溫加熱，確實可能增加風險。

同樣地,在熱炒店打包食物時,許多人擔心將熱騰騰的菜直接裝入塑膠袋會產生有害物質。實際上,炒菜過程中鍋內溫度雖可能超過100℃,但關火裝盤後,食物溫度已迅速下降,進入塑膠袋時通常已低於100℃,因此比較不會產生顯著的塑化劑釋放。然而,為了環保與健康考量,我仍建議減少塑膠袋的使用,並盡可能選擇可重複使用的容器。

面對塑化劑與環境汙染,完全避免並不實際,但可以從日常習慣中降低風險。例如,隨身攜帶餐具與環保杯,減少使用一次性餐具與外帶容器,不僅能保護

自身健康，也能減少對環境的負擔。雖然這些行動可能帶來些許不便，但「一點點的小貢獻和小小的不便，會累積成一個大的成果」。

此外，選擇支持重視環保與健康的商家，也是推動公共衛生進步的方式。若發現某家店願意使用不含塑化劑的容器、減少塑膠袋，消費者可以透過實際消費行動支持這些商家，形成互利共生的循環。個人的力量或許有限，但當越來越多人採取行動，整體環境的改善將不再遙不可及。

CH6

舒適治療的慰藉：中醫與安寧

許多人問我：中醫對癌症患者到底有沒有幫助呢？中醫是一個很大的領域，我非常支持中醫。然而，我也要強調，中醫和西醫的出發點不同，並不能直接比較。

西醫從病原、細胞反應到藥物和診斷，都是從「微觀」角度切入，中醫則是「宏觀」的，例如古時候瘟疫流行時，會比較不同村子的做法，如飲用井水等，來尋找相異之處，屬於流行病學的觀點。由於長期關注宏觀層面，因此在各層面上便為大分類，中醫將症狀分為熱症、寒症、燥症等；而在西醫中，通常會詳細檢查病因，如細菌病毒。以今日來看，中醫婦科已經形成了一門學問，現代復健科結合針灸和艾灸做為治療方法，也是一種十分常見且有效的方式；針灸在治療急性及慢

性病症上都有顯著效果，於復健上，也常見中西醫互補，中醫往往顯示出其優勢，許多西方醫療早已不排斥它。不只針灸被廣泛接受，中草藥亦是，許多藥食同源同理，當然可以接受，端看治療上如何使用。

回到西醫，特別是關於癌症治療，目前標靶藥物被廣泛應用，因為基因測試可以決定某些患者適合使用特定基因的標靶藥物。但是，在醫療過程中，特別需要謹慎留意中藥與西藥的使用時機。例如，有些中藥是通過肝臟代謝，而許多標靶藥物也依靠肝臟代謝，因此可能會出現相互作用，在服用這些藥物時，務須避免同時進行，以防止不良反應。因此，我們通常會建議患者，於不使用標靶藥物時，再尋求中醫協助，而且中醫

本身的功能在於所謂的調養，調養什麼呢？當然，最直接有效的調養，便是提高免疫力了。

一般說來，短時間內免疫力並不會急遽變化，提升免疫力往往需要較長的時間。在此過程中，標靶藥物的使用時機必須謹慎選擇，因為標靶藥物除了針對性作用外，還具有副作用。其中一項常見的副作用是白血球數量下降，進而導致淋巴細胞數量減少，從而削弱免疫力。即使這些影響是暫時的，也要避免中藥與標靶藥物同時使用，所以「確定使用時機」就非常關鍵。

在西方醫療體系，學習中醫的人往往不太了解西醫，但

是,在臺灣有個絕佳特色,許多臺灣的醫學大學開設了中醫系,學生也能同時學習西醫醫課程。畢業後,他們可以考取兩個執照。此外,在臺灣的西醫醫院內,也設有中醫部門,可以提供中藥湯劑服務。每次我帶外國朋友參觀我們的臺北醫學大學附設醫院時,他們都會非常驚訝,質疑我們怎麼能兼容並蓄。然而,當我進一步向他們解釋後,他們才了解到:這是可行的!

例如某次,我帶了一位很知名的學者外賓,他在飯店裡扭傷了腳,腫得像饅頭一樣。他吃了 Tylenol 和 Motrin,但沒有效。照過 X 光片後,發現並沒有骨折。此時,我身邊的一位藥學系 PhD 學生建議看中醫,我問外賓是否願意?他回答無所

謂。中醫看了之後,「咔」一聲就將骨頭掰正了,那位朋友驚訝地說:「我可以動了!」這就像一般醫師處理脫臼現象,X光片上並未發現脫臼,僅有輕微錯位,中醫隨後為他施針治療。由於這位學者週末需搭機返國,因此給他幾幅消腫的藥物。隨後我們送他離開時,他已經能夠自己行走。回到美國後,他告訴我感覺好多了,整個過程沒有出現問題,他每每提到這次經歷都說簡直像個奇蹟。

我朋友是一位非常有名的學者,他詢問我,美國是否已經有中西醫結合臨床?我說,其實已經有了,比如加州大學洛杉磯分校和凱斯西儲大學都有。美國的City of Hope(位於美國的頂尖癌症治療與研究中心)已經開始實行中西醫合療。一些

舒適治療的慰藉:中醫與安寧　　CH6

重要醫學機構，如UCLA等，中西醫合療的醫生中，有許多具有西醫背景並學習了中醫的專家。在合作過程中，您會驚訝地發現，各類病患不僅限於癌症，還包括非癌症病人。那麼，中藥對癌症有哪些作用呢？首先，它具有止痛效果，此外還能鎮靜安神，並具有排水功效，例如對腹水患者很有幫助。雖說在癌症晚期，中藥的療效確實還是比較緩慢。

因此，我們會發現，並不需要排斥西醫或是中醫，需要考慮的是中藥與西藥的使用時機，還有病人的適應性。對於非癌症，如神經類疾病，中藥有一定程度的幫助。如果效果不明顯，我們會轉用西藥，但很多人選擇中西合併治療。許多婦女年紀大了後，有時會因為生育較多而出現咳嗽時漏尿的情況，

這是因腹腔骨盆底肌肉鬆弛或子宮脫垂所致。外科手術能解決部分問題，中醫則可通過針灸膀胱經來減少尿失禁，在足太陽膀胱經的骨頭旁邊針灸，有助於緩解該症狀。此種治療在泌尿科和泌尿婦科被廣泛使用，除了手術外，也是另一種選擇，這個治療已經通過medicare（醫療保險）的認可，成為得到政府認可的治療方法。

從以上可以發現，限制我們的往往是心態與觀念。科技已經認可的結果最重要，病人是否康復才是關鍵。中醫和中藥有其價值，需要推廣，但必須了解其療效、適應症、使用時間及與其他藥物的相互作用，神經疾病和尿失禁如此，癌症也是如此。

舒適治療的慰藉：中醫與安寧　　CH6

在積極治療之外,臨床上,通常三個月內可能死亡的患者應該考慮安寧療護。由於安寧療護不做積極治療,因此不應過早開始。如果預期壽命還有一年或半年,應嘗試實驗治療,有些患者在實驗治療中可能會有意外收穫。然而,醫生會根據患者的症狀、徵兆、心電圖、腎臟功能、心臟功能與肝功能等,做出判斷:預期壽命大約在三個月之內時,可以開始考慮關於安寧療護的問題。有病人不願再接受任何治療,包括實驗性治療,我們也可能考慮早些開始安寧治療,因為這總比不治療來得好。

安寧治療的重點是「舒適」。盡量減少病人的痛苦,提供足夠的營養和水分,患者可以不吃飯,但不能不喝水。很多

人以為安寧治療是讓病人餓死，但其實安寧治療是舒適照護，「餓」從來並不舒適。點滴注射提供充足的水分，能吃多少就吃多少，營養可以推進就推進，但不要過度強迫。重點在於舒適，只要是舒適，就是正確的做法；並非強迫進食，也不是不讓進食。事實上，舒適照護是一門人文藝術，我不應該將我對舒適的定義強加於病人身上。我們有許多方法可以刺激病人的食欲，但強迫進食絕對無助於此，所以舒適照護是一切關鍵所在。

例如呼吸道感染需要使用氧氣，這是毫無疑問的。疼痛時，我們必須為病人止痛，輸液也是必要的，才能適時地補充水分。如果病人的意識清醒，首要任務是緩解疼痛。然而，有時候止痛藥會使患者失去意識，在這種情況下，不應強行喚醒

他們,僅僅是為了與其談話,因為談話對患者來說是一種負擔。就醫療現場觀察,建議播放他們喜歡的音樂,因為聽覺是人類最後喪失的感官能力之一。聽力在感知外界上極為重要,因此,在舒適護理中,我們建議給患者播放他喜歡的音樂,以提供心理上的安慰。

隨著意識的降低,眼睛會逐漸看不清楚,但耳朵是最後喪失功能的。輕輕撫摸他也是一種心靈的安慰,有時候,你可以拉住他的手,讓他握住你的手,他能感受得到。但依然要遵循舒適的原則,不要勉強。如果他無法自行拉動,你可以幫助他,他會有感覺。在他耳邊說幾句話,他也能聽到,也能從中感受到被照顧、被理解的溫柔。

延伸QA

Q：近年由於部分醫院安寧病房床位不足，以致病患無法入院實行安寧緩和治療，而轉行「居家安寧」的方式，請問醫生「居家安寧」可如何與院方配合？需要注意的地方為何？

隨著醫療資源的日益緊張，安寧病房床位不足的問題日漸凸顯，許多末期病患無法順利入院接受安寧緩和治療。因此，「居家安寧」逐漸成為另一種重要的選擇。事實上，居家安寧並非僅在臨終階段才啟動，而是可以在病患放棄積極治療、生活品質逐漸下降

時，便開始規畫與執行，讓病人在熟悉的環境中安然度過最後的時光。

關於居家安寧與醫院安寧的適用階段，安寧照護不應該一開始就與醫院畫上等號。實際上，安寧病房應留給病患生命最後三週，當出現疼痛難以控制、呼吸急促、心跳不規則等急性症狀時，住院安寧才真正發揮其價值。然而，病患在放棄積極治療後，往往還有數月甚至更長時間可存活（也有看過放棄治療後，又活了兩年以上的案例），且並非立即進入臨終階段。這段期間，病患雖行動不便，但仍能進食、溝通，且生命力仍然存在，此時居家安寧便是更理想的選擇。

在熟悉的家庭環境中，與親人相伴、握著至愛的手、喝一口溫水，遠比待在醫院、忍受點滴與儀器的束縛來得更有生活品質。

成功推行居家安寧，需要病患家屬與醫療團隊的密切配合。真正有品質的居家安寧並非將病患單獨留在家中不聞不問，而是需要專業的居家醫療團隊提供支持，包括定期訪視的醫師與護理師，指導家屬如何進行基本的照護。

居家安寧的核心照護包括以下幾個方面：

一、基礎醫療照護：透過醫院安排護理師定期到府，協助評估病情、管理藥物，並提供必要的醫療器材，如導尿管、氧氣機等。

二、家屬照護訓練：家屬需學習基本的照護技能，如餵食、翻身、清潔、導尿等，確保病患在家中得到適當的照顧。

三、專業支持：若家屬人手不足，亦可聘請專業看護或護理師到家協助，確保病患獲得妥善照料。

四、心理支持：除了身體上的照護，心理支持同樣重要。醫療團隊通常會提供安寧心理諮詢，幫助病患與家屬面對即將到來的告別，減少焦慮與恐懼。

安寧照護中，疼痛控制至關重要。然而，現行法規對於居家使用嗎啡等管制藥物仍有嚴格限制，這成為居家安寧的一大挑戰。尤其許多人誤以為嗎啡具有高度成癮性而抗拒使用，但事實上，對於病患來說，嗎啡並非成癮藥物，而是有效且安全的止痛選擇。

在醫院安寧病房中，病患若感到疼痛，可使用自控

式止痛泵自行注射嗎啡。然而，在居家安寧情境下，由於法規限制，家中無法備用嗎啡，因此一旦病患出現突如其來的劇痛，往往難以及時應對，這或許是目前法規需要進一步討論或調整的地方，才能讓居家安寧的疼痛管理更為完善。

病人的心理照護也極重要，要讓病人走得無憾，要對該道歉的道歉，要對該感激的感恩，要把一生做個無怨無悔的了斷。

居家安寧不僅是身體的照護，更是心理與生活的調適過程，這段期間對家屬而言同樣具有挑戰性，因此

心理建設與情感支持至關重要。正如我常說的：「我們從來不是為別人而活，而是為自己活著，在照護家人的過程中，也是預先演練照護自己，明白自己未來可能在病痛中的需求。」

CH7

告知、告訴與告白

在〈每天都是情人節〉一文中，我想說的是人跟人之間的情感，三個故事都是夫妻的愛：不分中外，不分年齡的大與小。他們經過很長時間的婚姻生活、感情波折，仍互相支持、體諒、愛護，這與今日數據統計的百分之五十離婚率、單親家庭、失婚等現象議題非常相異。我們不禁要想一想：這個世界是否欠缺了什麼？

如果有飽滿的「愛」，倘若有「愛」化作體諒的行為，將愛化成一個溫柔的口語，能否使得我們心中就算有不如意、不滿意，甚至怨恨等感受，都可以被化解？現如今的社會變成衝動化的社會，夫妻之間惡言相向，或各執一詞，曾經因為「愛」而結為夫妻的兩人，為什麼因爭論「理」而互相傷害？追根究

告知、告訴與告白　　CH7

牴，正是缺乏了「同理心」呵！我們未能把行為、語言、思維聯繫在一起，未能表達對對方的感謝、包容，以及相互體諒，導致最後的結果是離婚。我們越來越把自己的功利得失、輸贏放在前面，如若家庭、政治、經濟、社會皆是如此，我們也許需要回頭看看，我們是否失去人性的核心價值。

癌症，看起來是一個無比巨大的衝擊，然若仔細思量，它衝擊到的不只是病體，還有人與人的關係。

我是個腫瘤科的醫生，以我近身觀察：癌症，對大家來說都是晴天劈下來的雷，讓人措手不及、恐怖驚懼。可是我們也要問一下其中的意義在哪裡：為什麼是我？為什麼是今天？我

當下該如何?我未來該如何?除了反省你過去體重過重、飲食亂七八糟、未能好好照顧自己⋯⋯都只能是追悔莫及。然而,更實際地,恐怕必須及時把握當下,不管癌症的治療結果如何,該要表達的愛意、歉意,該要表達的感激,該做的溝通都要即刻行動。

許多在我身邊不斷發生的案例,事實上,就是一則又一則愛的故事。從發現腫瘤,到告知病患、告訴家人⋯⋯在這段路程中,愛可以包容一切,可以化解一切,甚至有一天不得已,終需一別,愛仍是長長久久。

在臺灣,醫生對於「告知」的訓練可能是比較缺乏的,但

是，以美國而言，「告知」的訓練是醫師專業訓練中很重要的一部分。從住院醫師乃至於專科醫師的訓練過程中，「告知」都是極為重要的一環。老師會在巡房查房時，反問他的學生，你將如何告訴這個病人？或你會如何告訴家屬？這是極具挑戰性的功課。

舉例來說：「你要如何告訴一位母親？她是一位四十多歲的媽媽，她現在得了乳腺癌，而她的小孩大概才高一⋯⋯」我就有這麼一個病人，這位母親得了 breast cancer（乳癌），當時她的大女兒還只是高一生。這個大女兒一得知母親的病情，她立刻，基本上就在我的面前，馬上就做了一個人生最大的決定：她要當醫生。她希望有一天自己有能力救她的母親。這位女士

相當的堅強,她將疾病的一切細節與女兒分享,母女倆共同書寫一份日記,共同的日記,不是一個人的日記。透過這本日記的記錄與溝通,母親與女兒、女兒與母親,成為一個互助的支持團體。過程中並不如此順利,她經歷手術,她亦接受放射治療,化療之後並有小規模的復發,但她們都慢慢地走過來了。這位母親成功地從乳腺癌治療後重新站起來,女兒果真進到醫學院,學醫去了。

因此,以這位母親的案例來看,我們不只是「告知」病情而已,也不只是告知一個病人而已,將面對的:是整體的一個面向。年紀較長的人被告知,他也許可以坦然接受,因為人生都有這麼一個終點,怎麼走?怎麼謝幕?是另外一個思考面

向；年輕患者則不然，男性與女性在意之處完全不相同。

我的另一位六十歲左右男性病患，當被告知：「你可能罹患了血癌前期，叫做骨髓生成不良……」當下他非常憤怒地說：「我昨天都還可以爬上屋頂、修我的屋瓦了，我怎麼可能相信呢？」接下來，他所採取的便是醫師最不希望看到的結果了，就是病患「不願接受」。看起來堅毅剛強的人，當被告知罹患癌症，採取的態度常是極度否認與極端拒絕。因此，醫師亦需採取不同方式，有時要委婉柔軟告知，有時亦需斬釘截鐵。為什麼呢？假若他是一位優柔寡斷的病人，我們再告訴他一個似是而非的結果，他只會胡思亂想、墜入五里雲中。因此，需觀察病患性格與歷練，知識是勇氣的延長，告知的深淺將有所不

同。老話說「身上帶三分病，反倒活得久」是有道理的，因而有所謂「帶病延年」這樣的說法。有些病患經常看病，便會常看醫療相關資訊，醫學知識對他而言並不陌生，甚至也能了解一些專有名詞術語。因此，醫師解釋病情時，告知即成為一種知識的傳遞，一種相互理解的藝術。

前段時間，有一位年約七十歲的男性來體檢，體檢結果發現，他的肝上到處是點（第一批打肝炎疫苗的，現在應是四十歲出頭，因此，此位病患未曾施打），因他有B型肝帶原的關係，而有體檢的習慣，頗有防護意識。然而，因為新冠疫情影響，原是年年健檢，便中斷了。未曾想到，再次健檢，肝上已經變化。然而，由於長期累積的經驗與素養，當我們與

告知、告訴與告白　CH7

之溝通並告知穿刺結果證實是肝癌,他態度十分從容地接受。甚至,以他工程師的素養,他了解科學、了解身體構造的複雜度,也能與我們進行深入的對談:治療的選項有哪些?生命週期?……以上他都希望一一了解。

一般說來,當病患問道:「我大概會活多久?」我們的答案,並不會直接告訴病患:「你就只有一年可活。」

不應如此,「告知」既要符合科學的統計,也要回到人性的一面。首先我們會告訴他,壽命長短是上天的安排,並非醫師能夠決定。我們所能依循的,是統計學上的數據,如似第四期肝腫瘤狀態,不做治療的話平均時間經常是一年。但是我

看過許多患者不只活一年的，因此，個人的毅力表現、搭配服用藥物都有關聯，像是什麼樣的藥物或許可以延長到三年時間，都是可以討論的內容。而面對有經驗、有知識的病人，我們該跟他討論那些資訊，他相對能夠信任、接受，他亦會進一步思考對應的方式與態度，坦然面對。

然而，也有另一種極端：拒絕接受病情、拒絕就醫、拒絕再追蹤，進而喪失所有治癒的可能。我的一位患者便是如此，不僅僅拒絕接受，更刻意進行冒險活動，以證明自身能力，證明不可能罹癌。這位病患堅決一定要去爬山，醫師告知肝上已經有許多較大的腫瘤，拒絕治療雖是你的選擇，但是爬山確實

太危險。他仍舊堅持去爬山，不要妻子陪伴，他要自己去。於是，他與一位好友，一樣體格粗壯的男性共同前往。爬山的過程中，他滑了一步，當場便沒有再起身。而後救援至醫院，因為沒有外傷，醫院未能判斷是否有糖尿病。驗血糖？無事；再驗血色素？貧血；是否腹腔出血？再做檢查，赫然發現肝有大區域出血。過程中從無外傷，這一路檢查判斷，反而拖延許多時間，已經來不及使用栓塞控制出血，失去機會了⋯⋯他的「慷慨赴死」，留下傷心的妻子，以及渾然不知情，來不及應對的、抱憾的朋友。

因此，人們對於疾病的接受與否，與「告知」確實有很大關係。假使我們面對這樣的病人，告知的態度能夠再柔軟一

點,結果或許不同。當然,醫師的陳述需有學理數據,否則就成了騙子;善意的謊言,亦不能違反醫學訓練與職業道德,的確難度頗高。

然而,在醫療現場,醫師面對的難處還不止於「告知」,告知的對象更是複雜的所在。

比如,究竟該告知病患本人,還是伴侶?理應告知的第一順位是誰?有些年長的病患,有時早有強烈直覺,卻不願意聆聽答案,期望醫師告知家人。問題又再度衍生,應該是大兒子、小兒子,或遠在異鄉的女兒⋯⋯?此時,告知變得非常艱難,因為每一個人有不同的立場,即使統一告知,感受卻不盡

也許可以舉另一個例子。有一位中年男性，初期只覺得胃不舒服，照胃鏡後發現胃內有潰瘍，切片檢查並無大礙。然而，之後又持續了三個月，直到體重下降，才發現，原來胃癌向外轉移，肝臟已有轉移點。待到確定，就是末期了。患者欣然接受，一直以來陪伴他，甚至列為緊急聯絡人的，醫院裡以為是妻子的女性，卻消失了。原來，這位胃癌第四期的男性，強烈希望能回歸原來的家庭。面對錯愕，我們也只能安撫正妻，重新再告知一遍，妻子最後說：「雖然他這樣忘恩負義，不過我這一輩子也不要負了他，也許來生還要再見，所以我會照顧他。」因此，告知本身的複雜性，絕對不只是我們所言：「告

知比較懦弱的人要鼓勵他、告知堅強的人要緩和他⋯⋯」這些只是一個基本的道理。科學，也不離開人情，這些告知，只是一個準則，在醫事現場，要面對的是個人，以及個人對人生的態度：他的拒絕、他的接受，並且考慮到他的家庭、家庭的複雜性。

於是，我們可能會問：告知的目的，究竟為何？是為了積極治療嗎？顯然未必。告知的目的，還在使患者明白他人生的規畫，告知不完全是為了治療。對很多人而言，知曉即將進行何種治療外，還有餘裕整理好人生。兜兜轉轉看似又回到我們書前提到的「每天都是情人節」，人生走到了最後一段，或者是即將最後一段，難道您不想回頭看看嗎？不管時間長或短，

告知、告訴與告白　　CH7

腫瘤患者都還有機會回頭看看。我們的訓練指出，面對晚期的病人，最重要的事，便是鼓勵他，不僅僅是告知他疾病的狀況，還要讓他知道：**每天都是他新的機會。**

我們不能把告知，停留在一剎那的疾病，也不能只把它當做純粹的治療；或者是告訴他該吃什麼？不該吃什麼？我們醫生還要帶著病人、牽著他的手，還有他的家庭，一起把每一天走下去，要不停地告訴他，要回憶，要思考人生的目的是什麼？倘如他曾經管教兒子太過嚴格，他現在有機會告訴他，這是因為愛；也許我不是做最對的父親，但是，現在還有機會告訴孩子：「兒子，我為什麼這樣嚴肅、嚴格？我心中很愛你。」

醫師告知病人，而病人要告訴、傾訴他的愛，也許此時的告

訴，有點像告別⋯⋯不過，人生本就並非永遠。在治療期間，我們來得及用愛說再見。

我在醫院遇見許多父母親，他們得病以後，希望由醫生告訴他的孩子，我會和他們溝通：「你要不要用你的話語來告訴孩子？我會在旁邊協助你，而不是我幫你說。我幫你說，是冷的；你來說，就是暖的。」是的，當你聽到他告訴孩子的時候，雖然說其中的內容不是醫療相關，但是確實溫暖、富含感情，這是完全不一樣的。

告知不僅僅是兩個字，告知是個動態；告知也不只是醫病關係，告知除了我們剛剛所說，極度的複雜性外，病人亦有自

告知、告訴與告白　　CH7

他發散而出的感情,他的告訴與告白。他還要「告白」,也許是跟太太說一聲感謝,也許是告訴從前的朋友一聲:「我即將要離別。」告知、告白、告別都一樣,都是一種表達,不完全只是醫病。當然,也有因為醫療條件的關係,患者已經昏迷,或者沒有家屬,此時皆難以告知。此類情形,便只能夠靠醫療的體系,包括主治醫師,與醫師群集體討論,做一結論,用結論前去告知。

醫療制度、醫病關係不斷發展,臺灣如今也有《病人自主權利法》。然而,亞洲以及整個華語世界,仍是把法放在底層,情置於上;西方,特別是美國,法永遠是第一。醫生需要告知病人的事情,病人也只能夠自己接受,無法靠別人,但是在亞

洲完全不同，亞洲老爸爸努努嘴叫兒子聽，包括日本也和臺灣一樣。告知，通常是通過旁人，或者是根本不被允許告知，大家都說不能告訴他呀！他會自殺啊！

病患有權規畫他的人生，不是由我們來規畫他的人生。我們不能剝奪他還有告訴其他人的機會，那你不是愛他。由於西方的法規較多，於是規範了你必須告知，也由於西方的文化如此，被告知的患者也大部分能夠接受，就算不坦然，但也能接受。

東方文化則十分不同，東方有許多虛的文化，我們也習慣了「虛」，把「虛」錯當成「禮」，像是表面上的奉承或尊崇，

或者出於對老年人的保護等等，使得這個告知變得非常的朦朧，以此朦朧造成的告知不地道、不完整，聽到的內容就變成似是而非。因此，有時也可以藉助家庭會議，這也是一種告知的方法。

以西方為例，醫師可以主持家庭會議，保險公司亦需支付醫師費用，此為制度內完全合理合法的行為，值得臺灣借鏡。否則，由於法律未曾保障醫生告知的權利，方才引發層出不窮、五花八門的奇怪事情。這些例子在西方發生得不多，在東方卻比比皆是。因此，除了法律之外，從整個健保模式都可以進一步思考如何將「告知」的權利義務，規範得更良善。在體貼的制度下，讓病患與家人，都來得及說「愛」。

延伸QA

Q：文中提到在臺灣，常會透過家人告知病患實際的狀況，但這對家人而言可能是無比艱難的任務，醫生會建議家屬透過什麼方式、什麼情境來告知病患？其中有什麼需要注意的地方嗎？

在臺灣，面對病重的親人，許多家屬往往選擇「隱瞞實情」，希望以愛之名保護病患，免於面對殘酷的現實。「醫生，請不要告訴我爸爸，他會崩潰的！」這類請求在臺灣屢見不鮮。然而我會覺得，這樣的「善意謊言」雖出自好心，卻可能無意中剝奪了病人

的「知情權」,甚至造成更多遺憾與矛盾。

此種狀況特別是在亞洲地區尤為常見,包含中國、日本、韓國等儒家文化影響深厚的國家。儒家思想中,「孝道」與「尊長」被視為核心價值,家屬常扮演保護者的角色,擔心實話會對年長病患造成過大刺激。然而,實際上這樣的「過度保護」反而可能帶來更多問題。

與此相對的是西方社會,病人的「知情權」被視為基本人權。醫生有職責直接告知病人病情,並且病人有權決定是否將訊息分享給家屬。若醫生選擇隱瞞,

甚至可能構成違法行為。這樣的差異反映出文化對病患權利的不同理解，也提醒我們需要重新審視這項「善意隱瞞」背後的真實影響。

如同我先前建議的，在面對是否告知病患實情的抉擇時，可以採取「家庭會議」的方式。更深一層來說，這主要是希望讓醫生、病患與家屬三方共同同時參與，而非單方面的轉告。家庭會議不僅能減少家屬的心理壓力，也能避免因家族內部意見分歧而引發的爭執，讓整個家庭在理解與尊重中共同面對現實。

在會議裡，醫生可根據病患的心理狀態與接受能

力，選擇適當的語氣與方式傳達訊息。「這是醫生的專業訓練，而非家屬的責任。」讓醫生直接面對病患，既能確保訊息準確無誤，也能減輕家屬在「說或不說」之間的煎熬。

從倫理角度來看，病患做為自身健康的主體，擁有「知情權」，這不僅是法律層面的保障，更是人性的基本尊重。像是當孩子長大後，他們常說「我已經大了，可以自己做決定」，那麼，為什麼當父母面臨人生終點時，我們反而剝奪了他們做決定的權利呢？

許多家屬認為隱瞞是出於愛，但實際上，這樣的

「保護」可能反而使病人失去與家人坦誠對話的機會。更何況，許多病人其實早已察覺自己的病情變化，只是出於對家人的愛與不忍，選擇默默承受。一句「我心裡有數」的背後，藏著多少未說出口的情感與遺憾？

面對病重的親人，家屬的保護心情無可厚非，但有時候你覺得是保護他，其實是蒙蔽了他。病人的生命與選擇權應受到尊重，家屬與醫生的角色，應是陪伴與支持，而非代替決策。

透過開放的溝通、家庭會議的協調，以及醫護人

員的專業指導，病人不僅能夠有尊嚴地面對自己的健康狀況，也能與親人真誠相對，珍惜彼此最後的相處時光。在這段旅程中，真相或許令人心痛，但唯有真相，才能讓愛與理解得以充分展現，減少遺憾的發生。

CH8

時間是治療的最重要條件：
生物醫學與癌症

癌症究竟是何時出現？長時間的發展過程後，醫療上究竟有沒有進展呢？我們也許可以從第一次世界大戰以來，癌症治療逐漸受到重視談起。長期以來，醫生們發現病人身體會出現腫塊、流血或化膿等症狀，這種現象，不僅出現在西方醫學，中醫更早已稱之為「癰」，指的便是腫塊，其中還包括發炎等現象。

尤其第一次世界大戰之後，患病的人數顯著增加。戰場上，有許多士兵不僅遭受傳染病和戰地環境的影響，更因為營養不良和精神壓力，癌症發病率節節上升。隨後，研究者發現「毒氣」具有雙重作用，一方面它會致癌，另一方面它也可以用於治療癌症。這一觀察使科學家和醫生，開始研究並將其應

時間是治療的最重要條件：生物醫學與癌症　　CH8

用於癌症治療；然而，由於高毒性，使得治療方法存在巨大挑戰。約是同一時期，便有團隊開發了放射治療，亦即使用高能量的放射線，如X光進行治療。早期的醫生既從事放射診斷也從事放射治療，但由於其複雜性，這兩個角色最終被分開了。

因此，藉此些觀察和研究的推動，化學治療逐漸發展起來。儘管初期的化學治療缺乏標靶性，但一些藥物仍能針對癌細胞的DNA進行攻擊；因此，並不能簡單地說化學治療完全沒有標靶性。從當時開始，歷經長達五十年的時間，以化療對抗癌症，可以說是面對癌症最主要的療程。雖說至今為止，化療仍因其顯著的副作用遭人排斥，然而，事實上，目前臨床技術和輔助治療已經顯著改善，副作用也減少了。例如，化療前

會進行多種輔助治療,施以止吐、不過敏和止癢針劑,都使得副作用大幅降低,化學治療的劑量可以更低、輔助性的治療越來越多,如此這些都可以幫助病患的白血球很快拉升上來,相對可以解決毛髮的脫落問題,並確保更好的治療效果。

大約二十年前,人們開始進行標靶治療。隨著對癌細胞深入了解,科學家發現某些細胞可以使用標靶治療,針對某種癌細胞標靶做攻擊,或是介入癌細胞中的訊息傳遞途徑,影響癌細胞的生理作用。藉以達到減緩、甚至消除癌細胞和惡化進程,標靶治療至今仍不斷發展中。此外,免疫治療也自一九八〇年代初興起,那時我們剛開始認識T細胞和B細胞及其通訊方式。這些通訊物質被應用於治療,效果顯著。早期免疫

治療因病人過度反應曾陷入困境，但最近十年，由於PD-1和PDL-1等藥物的推出，免疫治療重新受到重視，儘管副作用仍需警惕。相比化學治療，免疫治療具有優勢。

有些標靶的治療效果可以非常持久，如卡特總統的腦部轉移治療，使他成為百歲人瑞。由於免疫治療的副作用較低，效果穩定，有時會出現長期治癒，可惜地，並非所有病人都適用。大腸癌對免疫治療不見效，卵巢癌的免疫治療也不佳，但科學家仍在研究如何將其轉換為有效的可能性。例如：三年前曾有一個臨床試驗，針對直腸癌MSI高的患者，結果顯示所有參與者都痊癒了，這一發現令人驚喜，成為當年美國ASCO會議的重要報導，這是可能的，結果令人非常震撼。

我們對於標靶以外的免疫治療有了更深的理解,不過,免疫治療非常昂貴,目前在臺灣仍需自費大部分。因為免疫治療主要是屬於大分子,而非藥片那樣的小分子。小分子藥物經過多年發展已經穩定,但大分子的製程仍面臨許多挑戰,有些知識已掌握,但有些則是全新的領域。許多病人需要使用大分子治療,但高成本常常讓大家卻步。病人常問是否需要自費,我們只能告知要自費,而且費用高達數十萬臺幣。有些老人家寧願把錢留給孫子讀大學,也不願接受治療;即使我們建議降低劑量來省錢,他們還是不接受。全民健保使得醫療負擔減輕,但高價藥品仍被視為昂貴。大分子藥物製作困難,價格較高是常態,在美國,藥價只升不降,因為需求增多且供應不足。

癌症患者逐年增加，且年齡層趨於年輕。舉例而言，許多年輕乳腺癌患者因治療的副作用，如脫髮和疲憊影響工作，不願接受治療。部分公司對患病員工不友善、不寬容，甚至勸其離職，這都讓人沮喪。我們應該推己及人，互相幫助，而非僅從功利主義出發。當忽略他人的時候，自己也會被別人忽略；某一天，我們都可能成為病人，更應該彼此關心，共同面對困難。

人是群體動物，需要互相幫忙，因此，有許多藥廠和非盈利基金會發起幫助病人。比方，有些藥品期限在六個月內不能販賣，藥廠或醫生有時就能提供幫助需要的病患。放棄治療可

能過於消極，科技的進步也使得我們有了新的治療方法，如CAR-T細胞療法，它利用病人自己的T細胞來消滅癌症。目前已有六種藥物上市，雖然製造成本高，在無菌室中製作，每劑價格達四十九萬美金，但成效顯著。一位罹患血癌的小女孩經此治療後仍健康生活至今。

後來，價格有所下降，大約變成三十七萬美金。但這些數字對於一般人而言，仍是天文數字。此類醫療成本剝奪了社會的正義，進一步加劇了M型社會的不平等，有錢人可以獲得治療，而無金錢能力的人則面臨生存困境。然而，事實並非完全如此。許多藥物價格昂貴，但社會公平與否，受到生物倫理學家的高度關注，他們質疑是否必須這樣付費，藥廠也在嘗試改

變。例如，實施分期付款方案，如果患者活得越久，就繼續付款；若壽命較短則停止付款，這種方式在美國和歐洲都被應用。

但是，這些昂貴藥物並不完全包括於健保之內，對於衛福部而言，顯然是一項大考驗：倘若不引入這些藥物，可能顯得落後於其他國家；若引入，又擔心被濫用或無法承受高昂成本，這都是非常難以決策的問題。即使在醫院中，醫生也面臨同樣的困境。例如，對於血癌患者，現有的方法或許無效，然而新藥CAR-T療法則提供了新的希望。同樣地，淋巴癌和多發性骨髓瘤的新藥，治療藥物都十分昂貴，成為一個難解的環節。此外，有些治療需要使用病人自己的血，但有些人的T細胞不足，無法進行治療，因此，亦非所有病人都合適。此種最

新治療方式，不需要基因配對，但需要檢查T細胞的數量和功能。CAR-T治療目前成本高昂，且處於初步階段，醫藥界皆努力盼望將其推廣，使其成為人人可用的藥物，降低成本。一旦找到癌症的抗原並製造出相應的CAR-T，就能大幅減少治療費用，達到更廣泛的應用。

大家都在努力追尋，但實質面的困難，在於每個人的抗原表達不同，有些與癌症有關，但量不一定相同。有時還要經過培養，一切都需要時間和人力。因此，我們需要加快速度，用自動化設備取代人工操作，這是目前全球努力的方向。您一定想知道，如果是病人或家屬，進入醫療機構後，將如何得到藥物和治療方法的資訊呢？大部分醫院會提供相關資訊，

時間是治療的最重要條件：生物醫學與癌症　　CH8

特別是腫瘤科，因為新藥較多，如果臺灣各醫療院所能廣設 Information Center 或 Help Center，或讓大家可以上網查詢，有問題也較有專人協助。因為除了知識豐富的人，或可以直接查看原典、醫療相關出版物外，大部分人無法接觸到這些內容。因此，許多組織如癌症協會和癌症基金會皆是最佳橋梁，幫助患者快速獲取相關知識。有疑問時再諮詢專業醫生，使得詢問更有精準性，這是目前醫界努力推廣的方向。

細胞治療，包括CAR-T和幹細胞治療，現在也應用於許多罕見疾病上。例如，有一位患有小腦萎縮症的朋友，目前無適當藥物治療，因此參與了幹細胞的臨床實驗。雖然他的病情屬於晚期，但仍有一些效果；需要仔細評估效果的持續性，以

及研究如何可以在早期階段就進行治療。幹細胞治療除了準備幹細胞，還涉及細胞量問題，這些都是未知領域。在探索過程中，幹細胞治療成本較高且效果不均。但政府逐漸加強對生產部分的管理，希望通過嚴格化來解決這些問題。

同樣，基因治療也持續發展中。基因治療時，常因為缺乏某種基因，像是如肌肉萎縮或肌肉非正常肥大的情況，此時，便可以通過注入所需基因，進行治療。

另外，有一個亟待我們正視的議題，便是亞裔基因的特殊性。曾有一位病患詢問我，關於肌肉基因突變的治療方式，我回答他說：「美國已有治療方式。」後來，才發現肌肉基因的

突變點，會有五六個，但亞裔的突變點，跟美國的突變點並不一樣。這使我們必須非常警覺到這個現象：美國製藥時，當然是以美國為本位，不會想到為亞裔而做。這當然非常可惜，因此，在國際醫學研究蓬勃的此時，我們亦需針對華人體質，有自己的研究，無論是基因、免疫療法，或是標靶治療。

可以說，西方人有西方人的基因構造，我們有我們的，不能等待他人做出適合我們的，因為未來世界的疾病，不僅止於癌症，還有許多基因病，我們不能等待他人的研究，對於治療，時間永遠是最重要的條件。

延伸QA

Q：關於現今多所討論的以天然方法增強抵抗力與體內排毒的「自然醫學」，想請問閻醫師的看法。

自然醫學（Naturopathy）並非現代發明，早在漢朝或羅馬帝國時期便已存在，強調透過天然方式促進身體的自我療癒力。然而，我認為自然醫學至今未能被納入正統醫學體系，主要原因有兩點：「缺乏量化標準」與「傳承不明確」。

現代西醫之所以能夠普及，是因其診斷與治療方

式經過標準化與制度化,醫師可透過血液檢測、影像掃描等量化指標來確認病情,並依據明確的教學與考核體系培養醫療人才。但自然醫學中許多療法,無法以科學化的檢驗方式衡量療效,加上各種流派間缺乏統一的傳承與標準,使其難以納入現代醫學的正式體系。

儘管如此,自然醫學並非毫無價值。我認為,「多一種醫療手段未必是壞事」,自然療法可做為輔助方式,與正統醫學並行,幫助病人改善生活品質與心理健康,前提是要具備充足的知識與判斷力。

談到自然醫學，許多人第一時間會聯想到「排毒」。各種排毒飲食、排毒療法層出不窮，但我想提醒，排毒的本質並非將所有「毒素」趕出身體，而是維持體內的平衡，以及人與宇宙的均衡。

人體本身就是一個自我調節的系統，能夠透過肝臟、腎臟等器官自然排除代謝廢物。我們身上確實有「毒」，但也有好的東西，健康的關鍵不在於完全排除某一方，而是維持彼此的平衡。正如白天與黑夜、太陽與月亮共存於自然界，人體內的各種物質也需保持平衡。一味強調排毒，反而可能造成身體失衡，使「不毒」的東西過度累積，最終反而對健康造成傷害。

自然醫學與排毒療法的一大挑戰，在於「缺乏量化」，因此，過度追求反而容易走向極端。我曾經有個病患，他是一位癌症康復者，為了維持健康，飲食變得極為嚴謹，每餐必吃五色蔬果，不敢碰任何被認為「不健康」的食物。然而，這種過度控制反而讓他生活充滿壓力，無法真正感受到健康與快樂。

所以我認為「心態才是最重要的問題。我們不應該被排毒觀念束縛，讓身心變得更加疲憊與焦慮」。健康不只是生理層面的指標，心理的平和與生活的愉悅同樣不可忽視。

在實踐自然醫學與健康生活時，我建議應秉持「適度」與「自我管理」的原則，而非盲目追求極端的飲食與排毒方式。每個人的身體狀況與需求不同，最了解自己身體的，永遠是自己。

舉例來說，許多人認為吃甜食對健康不利，尤其對糖尿病患者更是禁忌。然而，少量適度的甜食並不會立即對健康造成嚴重影響，甚至像黑巧克力這類甜食，還可能帶來抗氧化與提升情緒的益處。關鍵在於自我控制，既不過度放縱，也不必過於神經質。

此外，食欲與情緒息息相關，當心情低落時，人往往更容易渴望高熱量食物。醫師認為，偶爾滿足自己的口腹之欲並無不可，因為進食本身只是生活中的一部分，真正影響健康的，是整體生活型態與心態的平衡。

總結來看，自然醫學與排毒療法並非全然無效，但也非萬靈丹。在缺乏量化標準的情況下，過度追求反而容易走向極端，對健康造成反效果。醫師提醒，健康的核心不在於「排毒」，而在於平衡——生理的平衡、心理的平靜，以及生活的和諧。

最終，選擇哪種醫療方式，取決於病患的個人信念與生活習慣。只要在心態與知識層面具備充分理解，並保持理性與彈性的態度，自然療法也能成為促進健康的有力工具。重要的是：「不要過猶不及，自己最清楚，做好把關就好。」

麥田航區 22

與癌共舞

國際傑出癌症醫師閻雲，為你解答重病背後的生命詰問；
一本統合心理健康、生理治療與照護關係的療癒醫學筆記

作　　　者	閻雲
採 訪 撰 文	鄭穎
文 字 協 力	簡漢昇
責 任 編 輯	林秀梅　張桓瑋
版　　　權	吳玲緯　楊靜
行　　　銷	闕志勳　吳宇軒　余一霞
業　　　務	李再星　李振東　陳美燕
副 總 編 輯	林秀梅
編 輯 總 監	劉麗真
事業群總經理	謝至平
發 行 人	何飛鵬

出　　　版　麥田出版
　　　　　　城邦文化事業股份有限公司
　　　　　　台北市南港區昆陽街16號4樓
　　　　　　電話：886-2-25007696　傳真：886-2-2500-1951

發　　　行　英屬蓋曼群島商家庭傳媒股份有限公司城邦分公司
　　　　　　台北市南港區昆陽街16號8樓
　　　　　　客服專線：02-25007718；25007719
　　　　　　24小時傳真專線：02-25001990；25001991
　　　　　　服務時間：週一至週五上午09:30-12:00；下午13:30-17:00
　　　　　　劃撥帳號：19863813　戶名：書虫股份有限公司
　　　　　　讀者服務信箱：service@readingclub.com.tw
　　　　　　城邦網址：http://www.cite.com.tw
　　　　　　麥田部落格：http://ryefield.pixnet.net/blog
　　　　　　麥田出版Facebook：https://www.facebook.com/RyeField.Cite/

香 港 發 行 所　城邦（香港）出版集團有限公司
　　　　　　　香港九龍九龍城土瓜灣道86號順聯工業大廈6樓A室
　　　　　　　電話：852-25086231　傳真：852-25789337
　　　　　　　電子信箱：hkcite@biznetvigator.com

馬 新 發 行 所　城邦（馬新）出版集團
　　　　　　　Cite（M）Sdn. Bhd.（458372U）
　　　　　　　41, Jalan Radin Anum, Bandar Baru Seri Petaling,
　　　　　　　57000 Kuala Lumpur, Malaysia.
　　　　　　　電話：+6(03)-90563833　傳真：+6(03)-90576622
　　　　　　　電子信箱：services@cite.my

封 面 設 計　謝佳穎
內 文 排 版　宸遠彩藝工作室
印　　　刷　沐春行銷有限公司
2 0 2 5 年 5 月　初版一刷
定價／380元
ISBN：978-626-310-865-3
　　　9786263108646（EPUB）
著作權所有‧翻印必究（Printed in Taiwan.）
本書如有缺頁、破損、裝訂錯誤，請寄回更換。

城邦讀書花園
www.cite.com.tw

本書版稅所得，閻雲醫師將全數捐給
「台灣生醫創新學會」（TiBIA）。

國家圖書館出版品預行編目（CIP）資料

與癌共舞：國際傑出癌症醫師閻雲,為你解答重病背後的
　生命詰問；一本統合心理健康、生理治療與照護關係的
　療癒醫學筆記/閻雲著. -- 初版. -- 臺北市：麥田出版，
　城邦文化事業股份有限公司出版：英屬蓋曼群島商家
　庭傳媒股份有限公司城邦分公司發行, 2025.04
　面；　公分. -（麥田航區；22）
ISBN 978-626-310-865-3（平裝）

1. CST: 癌症　2. CST: 保健常識

417.8　　　　　　　　　　　　　　　114003236